医门推敲 伍

中医鬼谷子医理纵横术

主编 张胜兵

中国中医药出版社
·北京·

图书在版编目（CIP）数据

医门推敲：中医鬼谷子医理纵横术.伍/张胜兵主编.—北京：中国中医药出版社，2019.10

ISBN 978 – 7 – 5132 – 5596 – 7

Ⅰ.①医… Ⅱ.①张… Ⅲ.①中医医学基础 Ⅳ.① R2

中国版本图书馆 CIP 数据核字（2019）第 111030 号

中国中医药出版社出版

北京经济技术开发区科创十三街 31 号院二区 8 号楼

邮政编码 100176

传真 010-64405721

廊坊市晶艺印务有限公司印刷

各地新华书店经销

开本 710×1000 1/16 印张 15 彩插 0.5 字数 200 千字

2019 年 10 月第 1 版 2019 年 10 月第 1 次印刷

书号 ISBN 978 – 7 – 5132 – 5596 – 7

定价 58.00 元

网址 www.cptcm.com

社 长 热 线 010-64405720

购 书 热 线 010-89535836

维 权 打 假 010-64405753

微信服务号 zgzyycbs

微商城网址 https://kdt.im/LIdUGr

官 方 微 博 http://e.weibo.com/cptcm

天猫旗舰店网址 https://zgzyycbs.tmall.com

如有印装质量问题请与本社出版部联系（010-64405510）

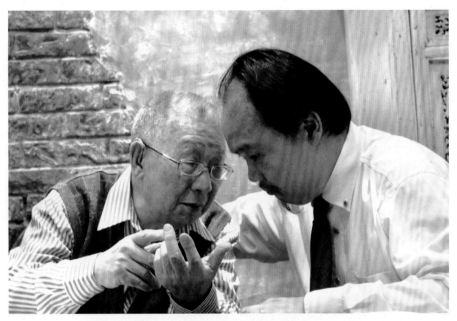

张胜兵与恩师、国医大师李今庸教授交谈（2016 年）

湖北中医药大学李今庸中医古籍研究室

胜兵贤徒：

你既然不以我老迈而见弃，我一定收你为
徒弟。我这些天嫂受参校交我写一篇《国医
赋》，昨天才完成，交卷了。还未交斗我校宣传邮去。
尚不知道我校宣传邮嗜不嗜客？

如天晴，你又有空，请到我的《古籍研研室》
一坐。来前，请告诉一声。

李今庸
2016, 5, 26, 晚

国医大师李今庸教授给弟子张胜兵的亲笔书信（2016 年）

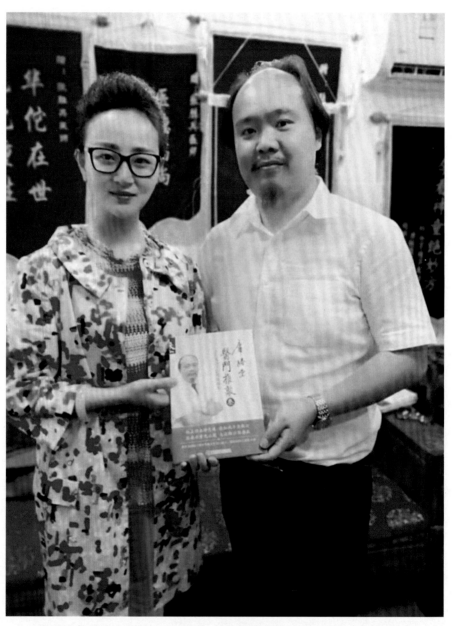

张胜兵与著名京剧表演艺术家、新京剧创始人储兰兰女士在张胜兵工作室合影（2018 年 6 月）

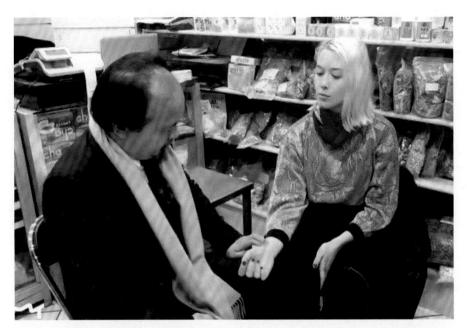

张胜兵在法国巴黎为患者诊病（2018 年 11 月）

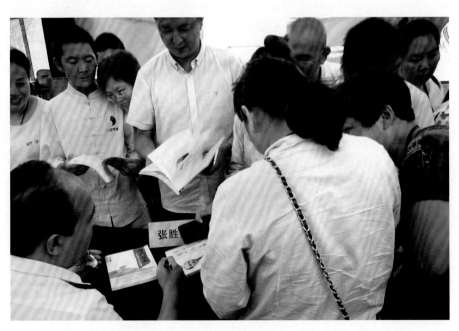

张胜兵在首届中医节为参会粉丝签名赠书（2018 年 8 月 19 日）

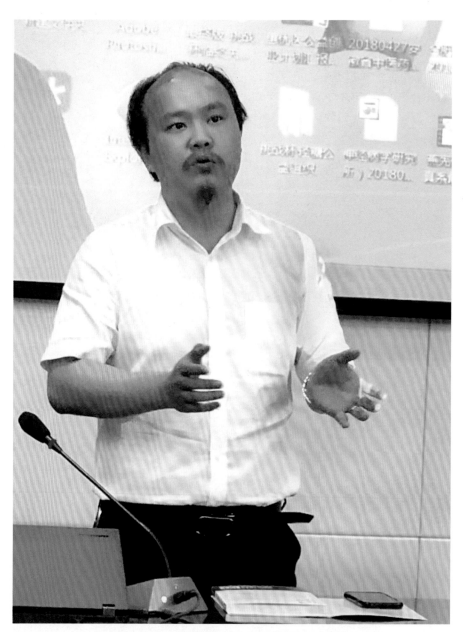

张胜兵在世界养生大会上讲中医学（2018 年 5 月）

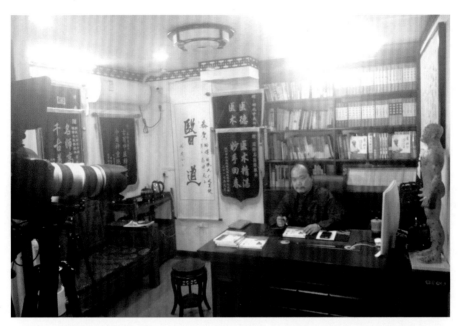

张胜兵在武汉张胜兵诊所接受《世界华人周刊》采访（2018 年）

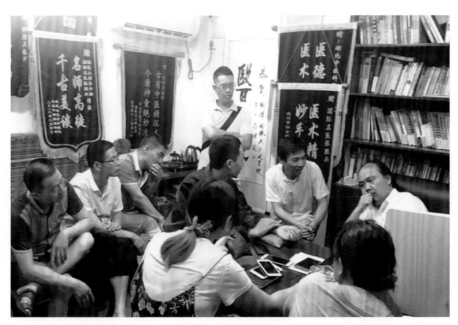

张胜兵在武汉张胜兵诊所为徒弟诊病讲解（2018 年 7 月）

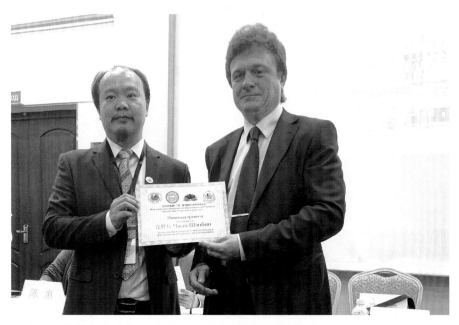

张胜兵被特聘为俄罗斯友谊大学东方医学院客座教授，院长亲自颁发聘书

（2019 年 8 月，俄罗斯）

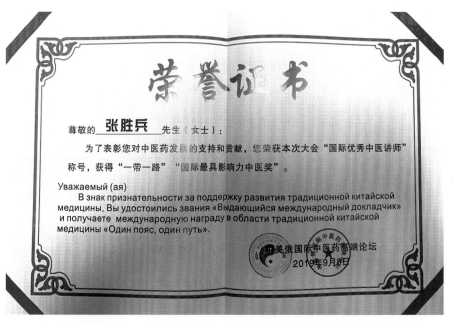

张胜兵应邀参加 2019"一带一路"中美俄国际中医药高端论坛并获奖

《医门推敲（伍）——中医鬼谷子医理纵横术》
编委会

主　编　张胜兵

副主编　张利兵　张利芳　李敏　李洪海

编　委　（排名不分先后）

程建伟	高桂林	顾沛煜	胡丽娜	雷杰星
李克玉	李吉玉	李禹霆	梁娟	林瑜佳
刘敦卫	刘国锋	刘莉娜	刘兴惠	刘有财
罗明初	吕化立	潘平	裴春玲	秦荣江
束新飚	田东升	王红	王艳江	王志华
韦乐	魏忠明	姚静慧	叶明全	袁锦波
张新宇	曾艳芬	赵朝群	周代容	施忠亮
杨柳	马潇			

百年难得一遇的中医奇才——张胜兵

（王序）

初识张胜兵先生是4年前的百草居论坛（当时叫华夏中医论坛），我负责论坛的书籍出版事务，那个时候胜兵正在论坛发表他的临床心得连载——《张胜兵临证心悟》，我觉得文章非同寻常，字里行间充满了睿智，可以看出作者是一个饱读医书，且临床经验丰富的医生。他的组方紧密结合临床实际，将一些经典医方加减变化，进一步突出了原方的疗效和适应证。方名、方义、药物分析、医案运用都条分缕析，丝丝入扣，每篇文章后面均有他自己写的词曲一首。看完他的文章总有意犹未尽之感，每天都期待他的新篇。当时论坛丛书组对书籍出版有四大要求：一是在原创文章中筛选，剔除抄袭；二是内容新颖，但拒绝杜撰；三是文章条理清楚；四是临床实用性强。作为论坛的出版负责人，我觉得胜兵的文章均符合。于是我联系了胜兵本人，他亦有出版之意，通过一年的写作整理，2016年8月，胜兵的第一本医书《医门推敲——中医鬼谷子杏林实践录》正式出版。

和胜兵第一次见面是2016年3月，在我主办的一次手法公益交流会上，我邀请他来给大家讲课。他的讲课风趣幽默，功底深厚，将疾病的形成机理、发展演变层层剖析，治疗思路严谨。此次晤面，我和胜兵做了第一次深入畅谈，互有相见恨晚之感，也由此建立了我俩不是兄弟胜似兄弟的感情。同年10月我邀请胜兵参加了论坛在北京举办的第一次学术交流会，会后陪同他去天津接受田原老师的专访。当时主要讨论的是肝癌。肝体阴而用阳，胜兵将肝癌比喻为一个生气的女人，而我们用轻柔疏肝之药来治疗就是轻抚女人的头，女人就慢慢地不生气了。这种比类取象方法既形象生动地表述了患者的病情，也让我们对疾病的发展和治疗手段一目了然，由此我对胜兵又有了新的认识。此后我邀请胜兵在网上讲了一个系列课——穴性赋，他将穴性与方药综合运用，结合穴性讲所对应疾病的治疗，让我再次感到胜兵是百年难得一遇的中医奇才。2016年8月、2017年5月和2018年7月，我3次受邀参加胜兵创办的"庸胜堂"收徒仪式，并有幸作为见证人。收徒仪式让我见证了胜兵的人格魅力，每次参与拜师的都有40多人，其弟子来自全球十多个国家，有不少年龄都超过50岁，还有几位中医主任医师，我深切地感悟到为医之路的确是活到老学到老，能者为师。

此次胜兵发来《医门推敲·肆》《医门推敲·伍》的书稿，要我作序。认真拜读书稿，胜兵以自己的学习感悟，结合临床实际案例，旁征博引，用通俗、生动的语言将中医基础理论娓娓道来，完全没有在医学院校学习中医基础理论的枯燥感，开拓了中医教育的一个新方向。今借此机会向大家推荐《医门推敲》系列图书。于医而言，胜兵是一个真正的医家，真正的师者！因缘所限，不可能人人亲炙，只要大家能够细寻书中义理，必将对有志于岐黄之道的同仁有所帮助或启迪。

王家祥

2019 年 5 月 4 日

学院派与民间派集大成者——张胜兵

（孙序）

当下中国，于中医而言，面临着一个前所未有之大变局。尤其在习近平主席的英明领导下，国家从政府层面给予中医多方助力，各项优惠政策的出台，为中医的发展壮大建造了一个优良环境。也正是在这种大变局下，有关中医的各种问题层出不穷，学院派与民间医的纷争就是焦点之一。于学院派而言，国家十几年的学院教育，培养出的大部分学生并不能真正掌握中医诊治方法，尤其与传统的思辨方法渐行渐远，触目所及，大部分都已经"西化"，导致临床疗效欠佳。医学，若没有疗效，不能解决实际问题，何谈为医？这也就成了对"学院派"多加诟病的依据。于民间医而言，他们掌握了一些非常好的中医诊治方法，对某些病证有独特疗效，但是，他们大都没有经过系统的中医学习，其现状是"不念思求经旨，以演其所知，各承家技，终始顺旧"。由于民间医对中医整体认知的欠缺，会导致知其然而不知其所以然，难以总结发展。另一方面，民间医盲目自信，也导致门派林立，"神医"蜂起，产生负面影响。学院派与民间医似乎成了两个不可调和的敌对势力。然而世间万事万物总有出人意料之处。非常令人欣喜的是，胜兵让我们看到了另一种可能，那就是兼容两派之长于一身。

最初认识张胜兵，还是在论坛，他的多篇学术文章连续在论坛发表，让人瞩目。进一步了解得知，他是中医硕士，当代中医泰斗李今庸教授的关门弟子，后又师从李培生、田玉美、王修身等名家，方药、针灸双修。更为令人刮目的是，他并没有按部就班地走大多数中医院校毕业生的路子，而是独立在武汉开设诊所，直接面对临床，疗效显著，成绩卓然，得到广泛认可。最为难能可贵的是，胜兵踏踏实实践行中医，毫无保留地将自己的经验结集成《医门推敲》系列图书出版，并成立"庸胜堂"广收门徒，短短几年时间，门下弟子百余人，分布全国，乃至世界各地，为中医的传播可谓用力勤勉，且卓有成效，被誉为"80后中医领军人物"。

当今中医的发展，需要方方面面的通力合作，更需要胜兵这样的既经过系统中医教育，又有丰富临床经验的人才作为引领。在《医门推敲·伍》即将出版之际，寄数语于此，愿胜兵宏图大展，为中医事业的发展再建功勋。

四君中医创始人孙洪彪

2019 年 6 月 15 日

国粹中医之骄子——张胜兵

（储序）

中国历史源远流长，中华文化博大精深，在众多璀璨的传统文化当中，尤以中医、京剧、武术和书法这四大国粹最具代表。我本人是一名京剧演员，而张胜兵先生是一名优秀的中医，在国际上也很有影响力，由于我们所从事的事业都属于国粹，故而我以"国粹中医之骄子——张胜兵"为此序之标题。

结识张胜兵先生是一次偶然，但是我相信这是我生命中的必然，因为我一直坚信医渡有缘人。俗话说：人吃五谷杂粮，哪有不生病的。多年来我一直处于亚健康状态，在北京找了很多大专家调理了几年，效果不甚理想。某天，我在医院拿着病历本准备复诊，有个京剧迷认出了我，主动过来打招呼。他看了我的病历本后，就给我介绍了一个在武汉的中医，说他亲眼见证了这位张医生的神奇，治好了很多疑难杂症。从他的表情看得出他特别崇拜这位张医生。这位京剧迷是土生土长的北京人，了解北京绝大多数名中医，而他唯独信任这位武汉的张医生，于是我决定抱着试试的心态去武汉找这位传奇人物。

2018 年 6 月 13 日，我和助理一起去了武汉，有幸认识了张胜兵先生，交流中得知，他竟然还小我一岁，不得不感叹英雄出少年！通过张胜兵先生的调理，我的问题很快得到了解决。没想到，在北京找名医看了几年，在他这里，仿佛在谈笑间就解决了，于是我以新京剧创始人的身份赠送锦旗一面，曰："医林圣手，名不虚传。"从此张胜兵先生成了我生命中不可或缺的好朋友。后来他又为我的家人和朋友解决了很多问题，从此我很少去医院，也很少找其他医生。再后来他到北京讲课，我和家人邀请他到家里做客，没想到我妈妈和他一见如故。佛说：若无相欠，怎会相见？既然如此有缘，不如一切随缘。我妈妈和他结拜了母子，而我也成了他的姐姐，而这一切，仿佛都写在三生石上……

金烁于石，鹤立鸡群，总会脱颖而出。随着《医门推敲·壹》的出版，张胜兵先生在全球的中医读者超过两百万，部分粉丝突破年龄和地域的限制，前来拜师，于是张胜兵先生创立了国际中医传承机构"庸胜堂"，并在武汉举行了三届传统的收徒仪式，庸胜堂弟子遍布全球。

张胜兵先生能写书，且文笔俊美；能讲课，且幽默风趣；能治病，且医术精湛！据我所知，他治愈各种疑难杂症不计其数，如血小板减少性紫癜、强直性脊柱炎、不孕症、子宫肌瘤、卵巢囊肿、乳腺增生、乙肝、肝硬化，以及肝癌、胃癌等，很多癌症患者在他的精心治疗下得以延长寿命，改善生活质量，少部分甚至被彻底治愈！让人们见证了中医的神奇，见证了张胜兵的高超医术。

京剧和中医一样，是中国的国粹，是世界公认的中华艺术瑰宝。但随着时间的推移，特别是在艺术多元化的今天，传统京剧不论表演内容还是表演形式都遇到了巨大的挑战，其故事内容、表演节奏，以及舞台表现形式都迫切需要推陈出新。作为一名戏曲学院的京剧老师，作为一名京剧演员，我一直不遗余力地在推动京剧艺术的改革创新、与时俱进，京剧艺术需要结合时代的需求兼收并蓄，博采众长。在这样的时代背景下，2007年我大胆提出"新京剧"的概念，京剧艺术需要年轻化、国际化。近年来，新京剧多次在国内外许多重要活动场合演出和交流，到哈萨克斯坦、日本、韩国、新加坡、印度尼西亚、美国等多个国家进行交流。

三百六十行，行行出状元。京剧需要创新，中医亦如是，张胜兵先生作为80后杰出的中医专家，是中医年轻化的代表，他以一己之力在中医事业上做到独树一帜，并用创新精神和兼收并蓄的思路开创一条新的道路。救死扶危、积德行善，他用自己的方式回馈社会，不愧为国粹中医之骄子！

江山代有才人出，各领风骚数百年。张胜兵贤弟新书出版，作为好友和姐姐，稍作感叹，欣以为序。望胜兵贤弟在中医的道路上继续前行，为中医向全世界的推广和传播做出更大的贡献！

储兰兰

2019 年 4 月 30 日

自　序

在过去的一年里，我经历了太多太多，想说的太多，内心很复杂，感慨很多。

自从《医门推敲》前三部出版以来，承蒙世界各地广大同仁和读者的错爱，各大媒体和网络的传播，我很快成为所谓的"国际名医""国际名师"，国内、国际各种中医药大会纷纷发来邀请函，包括第十届世界养生大会（中国合肥）、第十五届世界中医药大会（意大利罗马）、首届国医节（中国成都）等，并被破格特聘为俄罗斯中医药学会名誉会长，获得"2018年最具影响力中医奖"，母校湖北中医药大学设立"张胜兵中医奖"奖学金（所有奖学金由我一个人承担）。《世界华人周刊》创始人亲自到我的中医工作室采访2天；著名书画大师、国际文豪彭义浔为我作藏头诗书法作品；著名京剧表演艺术家、新京剧创始人储兰兰老师给我送锦旗；俄罗斯中医药学会会长李云海贤兄、北京超岱中医研究院院长林超岱贤兄也给予我高度评价并为本书作序。2018年举行的庸胜堂——张胜兵第三届收徒仪式收到了齐白石徒孙、中国当代著名画家大猫赠予的书画作品和贺词。

很多人可能会认为成名成家的感觉肯定特别好，其实不然。我每天接到各种不同的电话和信息，包括有人想拜师学医，有人想请我参加商业活动，有人想请我为某些中成药或者产品代言，有人想请我为他们的培训班讲课等，当然更多人是预约我看病，我俨然成了一位像明星一样可以靠走穴过活的中医大咖。由于《医门推敲》系列图书的全球发行，我在罗马机场居然被认出，在法国、德国等也有人认出我；有几次在国内讲课，在路上也被认出来了，这件事着实让我惊叹。我并不是一名娱乐明星，作为一名中医医生，一名中医作家，一名中医老师，我并不希望自己成为公众人物，成为一名走穴的所谓"大咖"，我更不希望自己成为某些人和某些企业的捞钱工具，我希望多一些私人空间，能够一如既往踏踏实实地临床、写书、带徒弟。中医是一门靠实实在在的临床疗效过活的技术，来不得半点浮夸和虚假，不能因为我侥幸治愈过癌症，就认为我真的是"华佗再世，元化重生"；不能因为我治愈过一部分疑难杂症和怪病，就认为我可以治愈一切顽疾。中医博大精深，我仅仅学得九牛一毛而已。我的确治过很多癌症，患者大部分延长寿命、改善生活质量，少部分临床治愈，但是对于一部分晚期转移了的癌症病人，我虽绞尽脑汁，用尽毕生所学，但仍然只能看着他们离去而爱莫能助。即便是我治愈癌症的成功率已经超过很多中医，但是我仍然希望自己能够有更大突破，为更多患者解除病痛。

自从 2016 年创立国际中医传承机构"庸胜堂"以来，我已经举行了三次收徒仪式，弟子来自美国、加拿大、法国、澳大利亚等，国内弟子几乎遍布每个省份，弟子中百分之八十以上年纪比我大，其中有部分人已经是名医，有的是博士后，有的是研究生导师，对于他们屈尊来拜我为师，我内心是非常感动的。或许是我一改中医保守的传统，赢得了更多尊重吧！我讲课、写书、带徒，从不保守，毫无保留，知无不言，言无不尽，加上我性格耿直，实事求是，不惧所谓的权威，反对虚假浮夸，对于不学无术的人嗤之以鼻，无论他地位多高，头衔多大；对于有实力的人，我非常尊重，虚心请教，无论他地位多低，学历多低。我时常跟我的弟子说：学医的目的只有一个，治病救人，有效就是硬道理，不在乎学院派还是民间派，更不在乎学什么医学流派，能治病救人就是好流派！无论是真教授还是伪教授，能治好病就是好教授！开方不管是大方还是小方能治病就是好方，无论是经方还是时方能救人就是好方！让我感到欣慰的是，很多庸胜堂弟子通过系统的学习，提高了临床技能，很多都成了当地名医。教学相长，我也跟着弟子们一起进步，正所谓"活到老，学到老"。带徒弟的确很累，耗费了我很多精力和心血，为了防止出现因精力不够而误人子弟，所以我打算以后提高门槛，少收、精收徒弟。

《医门推敲》第三、四、五部，是根据我在"庸胜堂"给弟子的讲课录音整理而成，这三部合在一起就是一部完整的中医基础理论。中医基础课本来枯燥无味，为了方便大家理解和记忆，同时又不失临床性，我在讲课中，将复杂枯燥的中医理论生动活泼地娓娓道来，并且融入了中医诊断学、中药学、方剂学、中医临床各科以及针灸等知识。而且加了一些真实的临床病案，以便让读者更加深刻地理解中医基本理论。由于我本人的普通话并不标准，加上整理文字的庸胜堂弟子中医功底的差异，书中纰漏在所难免，还望各位批评指正为感！也在此感谢"庸胜堂"所有参与编写《医门推敲》系列图书的弟子和家人们！

有很多读者和网友，包括媒体都问过我同样的问题：你作为一名优秀的80后中医，是否属于"祖传"中医？一直以来我没有正面回答过这个问题。如今，《医门推敲》系列图书已经出版多部，网上连载的点击率已经突破了三百万，以后问我这个问题的读者和网友会更多，借此书出版之际，在此做一个比较全面的回答。我的父亲年轻时喜欢习武，拜过很多师父学习国粹武术，而很多武师都懂中医，比方说黄飞鸿，他的职业就是一名中医大夫，而让他成名的却是他的武术，所以民间很多武术高手都是懂中医的。我的父亲就是在学习武术的同时，跟随师父学习了中医，对经络、方药都有涉及。在我的记忆当中，我的父亲在30多岁的时候开始收徒传授武术，当时我只有几岁，很多年轻人来拜师学艺，等我稍大一些，父亲也教我习武。他有一些师父留下的治疗跌打损伤的秘方，很多人找他治疗这方面的毛病，记得小时候父亲也给我扎过针，可以说从小我就受到了武术和中医的熏陶。高考后，父亲强烈推荐我报考了湖北中医学院（现湖北中医药大学），大学以后接触了很多中医大家，学习了很多经方、时方和针方，也拜访了很多民间中医高手，收集了很多秘方、土方、偏方，这些经历加上我躬身临床都为我创作《医门推敲》打下了基础。这里我尤其要提及我的胞弟张利兵和胞妹张利芳，他俩都是躬身临床第一线的实战派，由于我们有着相同的童年和成长经历，都受到了父亲的影响，因此我们三兄妹很早就接触临床，而《医门推敲》第一部的很多病案都是我们三兄妹10多年的临床经验总结，他们治愈的疑难杂症也是不胜枚举，所以《医门推敲》的成功，也有他们的功劳。也感谢大家对《医门推敲》系列图书的支持！感谢大家对我们三兄妹的支持！我们三兄妹以及"庸胜堂"将会继续努力，为中医事业的发展尽绵薄之力！

《医门推敲》系列图书的诞生，还要感谢我的结拜兄弟——中医骨伤名医王家祥，他为人耿直，实事求是，医术精湛，《医门推敲》第一部正是在他的强烈推荐下，才出版成书，也才有后来《医门推敲》系列图书的问世。他的正骨手法、筋伤针法，对于治疗各种疼痛、颈椎病、肩周炎、腰椎间盘突出症、坐骨神经痛、中风后遗症、面瘫、风湿及类风湿关节炎、强直性脊柱炎、股骨头坏死等都立竿见影，效果显著，在同类中医中属于佼佼者，为我平生仅见！我俩一见如故，惺惺相惜，外出讲课，我们常常配合，我讲辨证论治和方药，他讲针灸和手法，被中医界谬称为"双雄"。我俩的特长结合起来，几乎涵盖中医各科，因此，很多病人、读者和网友希望我们能够强强联手，共同发展。如今，机缘终于到了，应大家要求，我们一起创立了北京胜永祥中医诊所有限公司。我们兄弟俩立誓此生为了中医事业，不抛弃，不放弃！一起临床、写书、带徒弟。古人云：人生得一知己足矣！张胜兵云：此生有如此志同道合的兄弟，夫复何求？！

张胜兵于武汉张胜兵中医诊所
2019 年 5 月 4 日

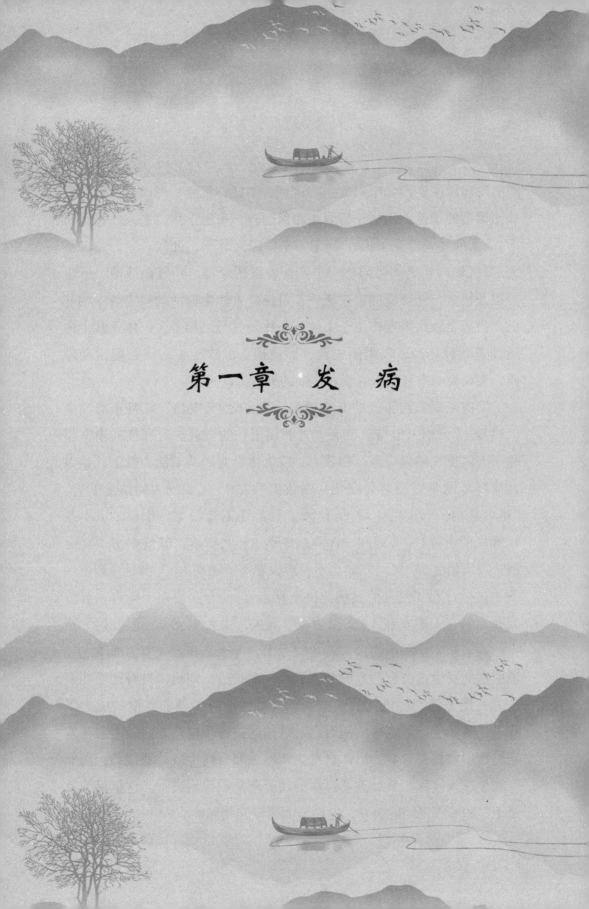

第一章　发　病

发病学说是研究疾病发生的途径、类型、机制、规律以及影响发病诸因素的理论。疾病是与健康相对而言，中医学用"平人"指健康人，《素问·调经论》说："阴阳匀平，以充其形，九候若一，命曰平人。"机体内环境的阴阳相对平衡，各脏腑经络、精气血津液、形与神以及机体与外环境的协调统一，是维持人体生命活动稳定有序的基础。疾病是致病因素作用于人体，人体正气与之相争，人体正常生命活动遭到破坏，出现阴阳失调、形质损伤、功能失常或心理活动障碍，表现为一系列临床症状和体征的异常生命过程。

发病是病邪与正气的交争过程。简言之，"发病"就是正邪相争的过程。《灵枢·根结》就有"真邪相搏"的记载。若邪气的损害超越了人体正气的适应力、调节力，或人体自身的调节能力低下，难以适应环境的剧烈或持久变化，则致疾病发生。《素问·刺法论》言："正气存内，邪不可干。"历代医家既重视正气的主导作用，也不忽视邪气的重要性。《素问·评热病论》："邪之所凑，其气必虚。"《灵枢·百病始生》："风雨寒热，不得虚，邪不能独伤人。"都是强调正气不足是导致邪气侵入而发病的决定性因素。《金匮要略》既言"五脏元真通畅，人即安和"，又说"客气邪风，中人多死"。《温疫论》指出"本气充实，邪不能入"，"本气亏虚，呼吸之间，外邪因而乘之"。说明疾病发生主要有两方面的因素：一是正虚，即机体自身的功能紊乱和代谢失调，使机体的适应力、调节力、防御外邪入侵的能力下降；二是邪气，即各种致病因素对机体的损害。这两方面的因素在发病过程中常相互影响，机体自身失调易致邪自内生或外邪侵袭，而邪气滋生或入侵后，又加重了机体的功能紊乱和代谢失常。这里讲的就是正气和邪气之间的关系，这两方面可以互相影响。

在发病机理上，《素问·咳论》提出了"外内合邪"的发病观，指出先有脏腑损伤，内疾产生，若再有外邪侵袭，外邪合内疾则发病。比如有两个人，一个人肺气虚，一个人肺气不虚，同样感受外寒，肺气虚的就会咳嗽，肺气不虚就不咳嗽。其后，张介宾在《类经·疾病类》中也说："然必内有所伤，然后外邪得以入之。"强调内疾是外邪得以入侵的基础。这是"正气存内，邪不可干"的另一种表达方式。

在发病类型上，《内经》首次提出了"伏气致病"说。《素问·生气通天论》说："冬伤于寒，春必温病。"为后世医家的"伏邪致病"奠定了基础。东汉·张仲景在《伤寒论·平脉法》中明确提出"伏气"这一概念。元·王履提出了发病类型之所以不同，与正气的强弱、感邪之轻重和邪留的部位等均有关。《医经溯洄集·四气所伤论》说："且夫伤于四气，有当时发病者，有过时发病者，有久而后发病者，有过时久自消散而不成病者，何哉？盖由邪气之传变聚散不常，及正气之虚实不等，故也。"因为邪正交争的态势不同，所以表现出不同的发病类型及病证特点。

我们举个"伏气致病"说的例子。过敏性哮喘，比如对冷空气过敏，感受风寒或吸入冷空气，就出现咳嗽、哮喘的症状，西医认为寒气不是诱因，发病时才有炎症，只能对症消炎，有时哮喘症状严重的，用氨茶碱能起作用，万一起不了作用，只有用激素，但是它只是掩盖了症状，没有根治。中医认为这种病人肺上早有伏邪，稽留于肺脏，由于失治误治，特别是用西医的方法治疗，虽然改善了症状，但是没有祛除寒邪，寒邪埋伏在肺上，成为内因，一旦外寒侵袭诱发内寒，咳嗽、哮喘反复发作，迁延难愈。中医治疗这种过敏性哮喘非常简单，只要辨证合理，去除肺上伏寒就可以了，犹如探囊取物。

发病学说的内容，包括疾病发生的机理、影响发病的因素、发病途径、发病类型等，由于病因学说中已将发病途径与病因结合起来讲了，故本章只叙述发病的基本原理、影响发病的因素和发病类型。

第一节　发病原理

疾病的发生和变化虽错综复杂，但概括起来，主要是邪气作用于机体的损害与正气抗损害之间的交争过程。邪正相搏是疾病发生、发展的基本原理。邪气对机体具有感染侵袭、损伤形质、障碍功能等致病作用，正气对邪气具有抗御、修复、调节等作用。邪气作用于人体，正气必然与之抗争，若病邪被及时抗御消除，正能胜邪，"阴平阳秘"的生理状态得以保持，则不发病。反之，病邪不能及时消除，邪胜正负，机体的平衡协调状态遭到破坏则发病。发病的主要内容包括发病的基本原理和影响因素两方面。

一、发病的基本原理

发病是邪气与正气相互作用的结果。正气是决定发病的内在因素，邪气是发病的重要条件，我们把它分成正气与发病、邪气与发病、邪正相搏三个方面分别论述。

（一）正气与发病

1. 正气的基本概念

正气是与邪气相对而言，指人体内具有抗病、祛邪、调节、修复及对外环境适应等作用的一类细微物质。正气的抗病、祛邪等作用，是人体脏腑经络的生理功能和精气血津液神的生理作用的综合表现。正气的充盛取决于精血津液等物质的充足、脏腑经络等组织器官形态结构的完整，以及功能活动的正常和相互协调。精血津液是产生正气的物质基础，也是维持脏腑经络等功能活动的物质基础。只有脏腑经络的功能正常，才能维持精气血津液的新陈代谢有序进行，精血津液充足，则正气强盛。

正气的概念源于《内经》，是一身之气相对邪气时的称谓。也就是说正气与邪气是一个相对的称谓，没有邪气就无所谓正气，相对于自身而言有营气、卫气、宗气之分。《素问·离合真邪论》说："夺人正气……释邪攻正，绝人长命。"《素问遗篇·刺法论》说："五疫之至，皆相染易……不相染者，正气存内，邪不可干。"可见正气是一身之气抵抗外感邪气入侵时的称谓。正气有时又以"精气""真气"称之，如《素问·玉机真脏论》说："故邪气胜者，精气衰也。"《素问·上古天真论》言："虚邪贼风，避之有时，恬淡虚无，真气从之，精神内守，病安从来？"元·李杲将"谷气"作为正气。但真气、谷气只是一身之气的重要组成部分，以之代正气，是强调其在疾病发生、发展中的重要作用，也是重视先、后天之本思想的反映。其后由于邪气概念的拓展，所有致病因素，包括外感、内伤和不内外因均概称邪气，因而正气的概念也有了相应的拓展，将整个机体，包括脏腑经络的生理功能和精气血津液神的生理作用所表现的抗邪、祛病、调节、修复等能力，统称为正气的作用。说白了，凡是能抵御外邪的能力，均称为正气的作用。

正气含有阴气、阳气两部分。阴气有凉润、宁静、抑制、沉降等作用和运动趋向，阳气有温煦、推动、兴奋、升发等作用和运动趋向。阴气能抵抗阳邪的侵袭，并能抑制祛除阳邪，阻止阳热病证的发展，以使病情向愈。反之，阳气能抵抗阴邪的入侵，并能制约祛除阴邪，阻止阴寒病证的传变，并使之康复。

正气中的阴气能抵抗热邪。比如，患外感温病或者暑热，人体靠体内正气中的阴气对其进行抵抗，类似于"热者寒之"。正气中的阳气能抵抗阴邪，如果感受了风寒，抵御寒邪依靠的是表阳，表阳不固抵抗不了阴邪，人就感冒了，伤寒了。若表阳虚则需要扶阳，如玉屏风散就能增强表阳。阳气是抵御阴邪的入侵，相当于"寒者热之"。阳虚体质者，易引致寒邪的侵袭；阴虚体质者，易引致热邪的伤害。就是说阳虚体质的人，本来体内就有虚寒，所以就容易引起寒邪的侵袭，如脾肾阳虚的人，吃了寒凉的东西，或者感受点风寒，可能会出现拉肚子、怕冷等，因为阳虚者本来就有寒，复感外寒后更容易出现寒证；阴虚则火旺，具有虚火，本身体内就有虚火，就容易由于感受外界的火热而诱发疾病。所以清·吴宗海《医理辑要·锦囊觉后编》说："易寒为病者，阳气素弱；易热为病者，阴气素衰。"正气与邪气的相互作用，实际上就是人体的阴气与阳邪，或阳气与阴邪之间的相搏交争。

2. 正气的防御作用

正气的防御作用主要表现为抗御病邪侵袭、祛邪外出、修复调节等作用。我们把它分成以下四个方面进行阐述：抵御外邪，祛除病邪，修复调节，维持脏腑经络功能的协调。

（1）抵御外邪 邪气侵袭人体，或者说侵入机体，正气必然会与之相抗争，若正气强盛，抗邪有力则病邪难以入侵，故不发病。或虽邪气已经进入，但正气盛，能及时抑制或消除邪气的致病力，亦不发病。说白了，就是一句话："正气存内，邪不可干。"

（2）祛除病邪 邪气侵入后，若正气强盛，可在抗争中祛除病邪，或虽发病，但邪气难以深入，病情较轻，预后良好。也就是说正气祛除病邪，有时候会表现为有些疾病的自愈性，比如说人受到了某种病邪的侵袭，但没有用药治疗就自己好了，那么这种自愈其实是正气驱除病邪的过程。

（3）修复调节 对邪气侵入人体而导致的机体阴阳失调、脏腑组织损伤、精血津液亏损及生理功能的失常，正气有自行调节、修复、补充的作用，可使疾病向愈。这也是很好理解地，当邪气、病邪导致人体的某些功能失常，机体组织不正常的话，正气具有自行修复、调节、补充的作用。如果正气虚，补充不及，那病情就会恶化；若正气尚足，疾病就可以慢慢自愈。所以，我们在治疗疾病过程中，积极地通过扶正而祛邪，就是这个道理。有些疾病，不需要用药物治疗，就可以自行康复。

（4）维持脏腑经络功能的协调 正气分布到脏腑经络则为脏腑经络之气，脏腑经络之气运行不息，推动和调节各脏腑经络的功能，使之正常发挥，并推动和调节全身精血津液的代谢及运行输布，使之畅达而无郁滞；从而防止痰饮、瘀血、结石等病理产物以及内风、内寒、内湿、内燥、内火等内生五"邪"的产生。"正气存内，邪不可干"，正气不仅可以防御外感六淫，还能够防止内生五邪的产生。

3. 正气在发病中的作用

正气是决定发病的关键因素。正气的强弱，对于疾病的发生、发展及其转归起着主导作用。邪气之所以能够侵袭人体而致病，正是由于正气虚弱，所以说："邪之所凑，其气必虚。"正气在发病中的主导作用，主要表现为以下三个方面：正虚感邪而发病，正虚生邪而发病，正气强弱可决定发病的证候性质。

（1）正虚感邪而发病 正气不足，抗邪无力，外邪乘虚而入，疾病因之而发生。如《灵枢·百病始生》说："卒然逢疾风暴雨而不病者，盖无虚，故邪不能独伤人，此必因虚邪之风，与其身形，两虚相得，乃客其形。"正气不足，适应和调节能力低下，易对外界的情志刺激产生较为强烈的反应而发为情志病。比如，某人是心胆气虚体质，如果长期、持久受惊惧、恐吓等强烈的外界情志因素刺激，此人就容易得心胆气虚、胆郁痰扰等这一类的情志病，可表现为失眠、惊悸、不安、胆怯等，就一根针掉地上的一点声音就惊醒了，醒了就睡不着。我们可以用温胆汤、安神定志丸补其心胆之气以壮其胆。

（2）正虚生邪而发病　正气不足，调节脏腑经络功能活动能力下降，易致脏腑功能紊乱，精气血津液代谢失常，可"内生五邪"而发病；或导致病理产物的积聚引发新的病变。如《灵枢·口问》说："故邪之所在，皆为不足。"金元四大家的朱丹溪在《丹溪心法》中说："气血冲和，百病不生。一有怫郁，诸病生焉。"就是正气虚，会导致内生五邪而发病。比如，肝虚生内风，阳虚则生内寒，脾虚生内湿，津液亏虚生内燥，阴虚则生内热（阴虚火旺）。内风、内寒、内湿、内燥、内火都是内生五邪。正气虚弱可以涉及不同脏腑，甚至气、血、津液。不同的地方虚，会产生不同的五邪，或导致不同的病理产物积聚，产生新的病变。举个例子，脾虚生湿，这里的脾气虚或者脾阳虚就是正气虚的一种，进而产生的湿邪是内邪的一种，湿气或者痰湿水饮是正气虚后形成的病理产物，这些病理产物进而又可以引起新的病变，比如湿气引起腹泻，痰湿聚在一起引起积聚、包块，如脂肪瘤、囊肿。再比如肝郁气滞生瘀血，瘀血这种病理产物又会导致新的病变，在子宫可以引起崩漏、月经不调、痛经等。

（3）正气强弱可决定发病的证候性质　邪气侵入人体，若正气充盛，奋起抗邪，邪正相搏剧烈，多表现为实证；正气不足，脏腑功能减退，气血津液亏损，多表现为虚证或虚实夹杂证。若正气虚衰不能敌邪，邪气易于深入内脏，为病多重。因此正气的盛衰不仅决定着发病与否，还与病证的深浅和性质有关。比如阳明腑实证，出现脉象滑数、舌苔黄腻、大便不通、口渴欲饮等，这就是实证，是由于正邪相搏剧烈而出现阳明腑实证，用大承气汤。同样是便秘，如果是老年人怕冷，肾阳亏损而出现的便秘，见脉象沉迟，我们是不是还用承气汤呢？显然不是。这种肾阳虚引起的便秘，我们选用的方剂是济川煎，用的是补药，补肾阳、益精血，因为它是一种虚证。"虚则补之，实则泻之"，正气强，奋起抗邪为实证，我们泻之；正气弱，脏腑功能减退，气血精液亏损为虚证，我们补之。

（二）邪气与发病

1. 邪气的基本概念

邪气，泛指各种致病因素，简称为"邪"，包括存在于外界或由人体内产生的各种具有致病作用的因素，如六淫、疠气、外伤、虫兽伤、寄生虫、七情内伤、饮食失宜、痰饮、瘀血、结石等。

邪气的概念源于《内经》。《素问·调经论》根据病邪来源不同，用阳邪与阴邪区分外感和内伤两类病邪，"夫邪之生也，或生于阴，或生于阳。其生于阳者，得之风雨寒暑；其生于阴者，得之饮食居处，阴阳喜怒"。《素问·八正神明论》将邪气分为"虚邪"与"正邪"，《灵枢·刺节真邪》称为"虚风"和"正风"，指出四时不正之气（如六淫、疠气）乘虚侵入，致病较重者，为虚邪或虚风；四时之正气（六气）因人体一时之虚而侵入，致病轻浅者，称为正邪或正风。这段关于邪气的概念，有助于我们去理解《内经》，我们再看《内经》原文的时候就应该知道他所说的虚邪、正邪、阳邪、阴邪、虚风、正风是什么意思。而我们现在所说的邪气，是指各种致病因素，说白了就是"病邪"。

2. 邪气的侵害作用

邪气侵犯人体，对机体的损害作用主要体现为导致生理功能失常，造成脏腑组织的形质损害，改变体质类型。

（1）导致生理功能失常　邪气侵入，可导致机体阴阳失调，脏腑经络等组织器官功能紊乱，气血精津液代谢失常。如邪气影响心肺的呼吸、行血功能，可见心悸、呼吸困难；影响脾胃的运化功能，可见食少、呕吐、泄泻或便秘；影响肾主水的功能，可见水肿、尿少等；影响肝的疏泄功能，可见情志抑郁或亢奋；影响心的藏神功能，可见神昏谵语等。

（2）造成脏腑组织的形质损害　邪气作用于人体，可对机体的皮肉筋骨、脏腑经络等组织器官造成不同程度的损害和影响，或导致气血精津液等物质的亏耗而为病。如肠道津亏而便秘，用增液汤治疗；阴精亏损，可以导致不孕不育，用左归丸加减；中气不足导致声音低微、少气懒言，可以用补中益气汤治疗，不胜枚举。

（3）改变体质类型　邪气侵入，还能改变个体的体质特征，进而影响其对疾病的易罹倾向。如阴邪致病，损伤阳气，久之可使原有体质变为阳虚体质，使之易感阴寒之邪；阳邪致病，易伤阴气，可使原有体质变为阴虚体质，使之易感阳热之邪。比如有一患者本来是阴阳平衡正常体质，突然去东北长住，寒邪入侵损伤阳气，他慢慢由一个"阴平阳秘"之人变成了阳虚体质者，出现脾阳虚便溏，肾阳虚怕冷、宫寒不孕或男子阳痿，表阳不固易感冒等。同理，某人之前体质不错，由于去了海南、广西、广东等地，天气特别热，感受阳邪，伤了阴气，变为阴虚体质，阴虚火旺，就容易上火，容易因外感阳邪或者内生阳邪出现病理现象。

3. 邪气在发病中的作用

中医发病学虽强调正气强弱在发病中的主导地位，但并不排除邪气的重要作用。邪气在发病中的作用主要有：形成疾病发生的原因；影响发病的性质、类型和特点；影响病情和病位；某些情况下主导疾病的发生。

（1）形成疾病发生的原因　疾病是邪气作用于人体而引起邪正交争的结果，若没有邪气侵袭，人体一般不会生病。当感邪较重，或邪气致病性强，正气虽不虚，亦可使人致病。《温疫论·原病》说："疫者感天地之疠气……此气之来，无论老少强弱，触之者即病。"这句话的意思是说温疫，也就是"疠气"，它的致病性很强，无论感邪轻重，无论男女老少，只要感邪即可发病，体质强弱对它来说意义不大。比如禽流感、SARS病毒，只要你接触了这种疠气，无论老少，不管你正气强弱都会发病。所以，这种邪气就是形成疾病发生的主要原因。

（2）影响发病的性质、类型和特点　不同的邪气作用于人体，表现出不同的发病特点、证候类型。如六淫邪气致病，发病急，病程短，初起多有卫表证候，证属风、寒、暑、湿、燥、火。七情内伤，发病多缓慢，病程较长，多直接伤及内脏，或致气机紊乱、气血失调而产生病变。饮食所伤，常损伤脾胃，或致气血不足，或致食物中毒等。外伤，都是从皮肤侵入，损伤皮肤、肌肉、筋骨，甚至脏腑。所以说，邪气在发病中影响发病的性质类型和特点，各有千秋，各不相同。

（3）影响病情和病位　邪气的性质、感邪的轻重、邪所中的部位与发病时病情的轻重有关。一般而言，虚邪伤人，病情较重；正邪伤人，病情较浅。感邪轻者，临床症状表现较轻；感邪重者，症状表现也重。受邪部位表浅者多形成表证；受邪部位较深者多形成里证；表里同时受邪，称为"两感"，表现为症状重、易于传变。邪气的性质与病位有关，如风邪轻扬，易袭阳位，多在肺卫；湿邪易阻遏气机，多伤及脾；疠气发病急骤，传变快，病位停留于肌表的时间非常短暂，易传入里，伤津耗血，损伤人体心、肝、肾等重要脏腑，甚致人死亡。

（4）某些情况下主导疾病的发生　在邪气的毒力和致病力特别强，超越人体正气抗御能力和调节范围时，邪气对疾病的发生起着决定性的作用。如疠气、高温、高压、电流、枪弹伤、虫兽伤等，即使正气强盛，也难免被损伤而产生病变。故历代医家都十分强调躲避邪气侵害，如《素问·上古天真论》说："虚邪贼风，避之有时。"我们上面已经讲过了如禽流感、SARS 病毒这样的"疠气"，当然避之不及。但是，我们要躲避能躲避的邪气。比如说虫兽伤，碰到老虎这种大猛兽，你又不是武松，难道要跟老虎抗一抗吗？你正气再强，你能受得了老虎的一爪或者一口吗，被咬断脖子还不是当场毙命。

（三）邪正相搏与发病

邪正相搏的胜负，不仅关系着疾病的发生，而且也影响着病证的性质和发展转归。

1. 决定发病与否

（1）正胜邪退不发病　正气充足，或抵御外邪入侵，或祛邪外出，或防止内生病邪的产生，机体不受邪气的侵害，不出现临床症状和体征，故不发病。这个其实上就是"正气存内，邪不可干"，这种邪肯定不是我们刚才说的什么疠气、虫兽伤，这些邪气是在正气抵御范围之内的邪气，所以正气充足，正胜邪退不发病。

（2）邪胜正负则发病　邪气亢盛，致病能力强，超越了正气的抗邪能力，外邪侵入人体，或内生病邪亢盛，进一步损害机体，造成机体阴阳失调，或脏腑功能异常，或心理活动障碍，或脏腑组织的形质损伤，出现临床症状和体征，疾病发生。这个"正胜邪退"刚好相反，就是邪气比较亢盛，超过了正气的抗御能力，所以发病了。打个比方，你是一个搬运工，最多能搬 100 公斤的东西，现在给你 200 公斤，你肯定扛不动，就被压垮了，你就病倒了，就这个道理。

2. 决定证的类型

疾病发生后，其证的类型、病变性质、病情轻重、进展与转归，都与邪正胜负有关。正盛邪实，多形成实证；正虚邪衰，多形成虚证；邪盛正虚，多形成较为复杂的虚实夹杂证或危证。感邪轻而正气强，病位表浅，病情轻，疗效和预后好；感邪重而正气弱，易于传变，病位较深，病变重，疗效和预后差。

二、影响发病的主要因素

除正气与邪气对发病的直接影响外，其他因素对发病的影响可归纳为环境因素、体质因素和精神状态三个方面。

（一）环境因素与发病

环境是指与人类生存的自然环境与社会环境，主要包括气候变化、地域因素、生活工作环境等。人们的生活与自然、社会变化息息相关，若这种"天人相应"的关系被破坏，则影响正邪关系而致发病。

1. 气候因素

四时气候的异常变化是滋生和传播邪气，导致疾病发生的条件，易形成季节性的易发病。比如春天易伤风，夏天易中暑，秋天易伤燥、冬天易感寒等。反常的气候，如久旱、水涝、暴热暴冷，既可以伤及人体正气，又可促成疠气病邪的传播，导致瘟疫流行。又如麻疹、水痘、烂喉丹痧（猩红热）等多在冬春季发生和流行。另外，随四季变化不同，人体正气阴阳的盛衰有所偏颇，对病邪的抗御能力不同。因此不同季节可出现不同的易感之邪和易患之病。这个我们在外感六淫里面已经讲得比较清楚了，在这里只是把气候因素与发病联系起来看。《黄帝内经》里关于气候因素对发病的影响也讲了很多，比如《素问·生气通天论》里面说："四时之气更伤五脏。"在五运六气学说中关于气候与发病的关系有更详细的论述，三两句话讲不完，所以我们这里只是提一提。

2. 地域因素

不同地域，其气候特点、水土性质、生活习俗各有不同，均可影响人体的体质特性和疾病的发生，易致地域性多发病和常见病。比如西北方地势高峻，气候干燥、寒凉，多寒病；东南方地势低洼，气候温热而潮湿，多热病或湿热病。某些山区，人群中易感瘿瘤之疾等。另外，有些人异地而居或异域旅行，每致机体正气不足，气血阴阳失调而发病，初期常有"水土不服"的表现。

西北地区，地势高峻，居处比较干燥，气候寒凉而多风，水土比较刚强，这个地方的人腠理常闭而少开，所以说多风寒中伤或燥气为病。东南方地势低下，气候温暖或者炎热潮湿，水土比较薄弱，人的腠理常开而少闭，固多湿邪或湿热为病。也就是说人腠理的开关状态，与他的生活环境有关，那么感受的邪气也有不同。

3. 生活工作环境

生活和工作环境的不良可导致疾病的发生。

比如生活居住区潮湿阴暗，或者从事水湿作业的人，如渔民或者种水稻的农民，常易患寒湿性疾病，他们得风湿的就比较多；夏季炎热，在野外操作容易中暑；冬季严寒，在野外工作容易受风寒或者冻伤；矿工在粉尘中劳动，吸入粉尘伤肺，而形成肺疾如矽肺；在鼠害严重的环境工作，环境中有鼠疫杆菌的鼠蚤，经鼠蚤叮咬会患上鼠疫；吸入带有出血热病毒的灰尘，会染上出血热。

4. 社会环境

人在社会中的政治地位、经济状况、文化程度、家庭情况、境遇和人际关系等的改变均能影响阴阳气血的运行，影响人的情志活动而发病。如《素问·疏五过论》说："尝贵后贱，虽不中邪，病从内生。""暴苦暴乐，始乐后苦，皆伤精气。"说明社会环境的变化，虽不中邪，但不能自行调节与适应时，则可促使疾病的发生，或成为某些疾病的诱发因素。

下面我们就社会环境方面对发病的影响逐一解释。

（1）社会地位　如有人一辈子当官，无论小官还是大官，退休之后无缘无故得病，经过各种检查，生理上、病理上没有发现很严重的问题。但是，他就感到乏力，对周围的人和事物没有兴趣，甚至厌食。其实就是心理发生了变化，以前当官的时候，很多人都围着他，他的感觉很好，现在环境发生了变化，心理也发生了变化，其实要让他再有点事儿干，他的病马上就好了，不药而愈。这其实就是社会地位变化影响到情志活动，从而影响体内气血运行而产生的一种疾病。

（2）经济状况 比如富人，一直过着比较优越的生活，突然有一天破产了，接着就产生一些不是生理变化的疾病，这就是经济状况变化引起。

（3）心理认知对于某些事物的认知角度或者认识层次不一样，可以引起人的心理变化，会直接影响到病情的预后。比如两个人同时得了癌症，不了解癌症的人心情低落，认为无药可救了，可能会回家等死，另一个文化程度比较高又懂点医学的人，他知道癌症就是气滞血瘀或者痰凝引起的，只要心情好，对症治疗，可以和癌症共存，甚至可以通过中医或者西医方法彻底解决癌症，那么他的心理状态就不一样，很有可能活得时间更长。这就是认知不一样，对事物的认识层面和角度不一样，导致他们的心理变化不一样，从而影响体内气血运行，直接影响疾病的发生及愈后。

（4）家庭情况 如果两个病人得了癌症，一个家庭情况很不温暖，很不和谐，他可能就死得更早。另外一个病人的家庭很和谐，感情都很好，有强大的精神支撑，在家人的支持及细心照料下，他肯定会活得时间更长，甚至有治愈的可能。相信大家都听过类似的故事，说一个病人得了绝症，但是他的夫人刚刚怀孕，他想在临死之前看一下自己的小孩，就在这种精神力的支撑之下，他一直活到他的小孩出生，看到小孩一眼后才安详地去世。这个例子佐证了家庭环境影响个人情志，进而影响发病及预后。

除了以上加以说明的几点，还有境遇、人际关系等这些社会环境因素对发病都有不同程度的影响，甚至会影响疾病的预后。

（二）体质与发病

正气的强弱在发病过程中具有主导作用，而作为反映正气盛衰特点的体质，往往会影响疾病的发生、发展和变化。体质对发病的影响主要表现为以下三个方面：决定发病倾向；决定对某些病邪的易感性；决定某些疾病发生的证候类型。

1. 决定发病倾向

体质强弱是正气盛衰的体现，决定着发病的倾向性。一般而言，体质盛正气强，则抗御病邪的能力亦强，不易被邪所侵袭，或虽被内外邪气所扰，病后亦趋实证。体质衰正气弱则易受邪，或易生邪而发病，发病后易趋虚实夹杂之证，或虚证。《灵枢·五变》说："肉不坚，腠理疏则善病风。""五脏柔弱者，善病消瘅。"说明不同的体质类型，其发病具有倾向性。《灵枢·寿夭刚柔》有这么一段话："人之生也，有刚有柔，有强有弱，有短有长，有阴有阳。"就是说人生在世，由于每个人的禀赋不同，其性格有刚强柔弱之分，其体质有强壮瘦弱之别，其身形有长短之分，就其体质及生理功能活动来说，这又有偏阴偏阳之别。人体体质的差异性对发病具有很大的意义。一般来说，由于禀赋、体质不同，即使病邪相同，发病与不发病、发病情况亦有差别，其病理变化及临床反应又不尽相同。

比如同为风寒之邪侵袭肌表，由于体质的差异，有的可发为中风表虚证，有的可发为伤寒表实证，表实证用麻黄汤，表虚证用桂枝汤。仅仅由于体质差异，一个发为实，一个发为虚，用的方剂就不一样了。

2. 决定对某些病邪的易感性

体质不同，气血阴阳盛衰有别，对某些病邪具有不同的易感性。阳虚之体，易感寒邪；阴虚之质，易受热邪。小儿脏腑娇嫩，形气未充，且又生机蓬勃，发育迅速，易感外邪，受邪后易化热生风，或伤饮食，或易患生长发育障碍之疾，而年高之人，脏气已亏，精血不足，抗病力、调节力、康复力均已下降，易感外邪和生内疾而发病，其病证易形成虚实夹杂证，或者是虚证，且多迁延难愈。女性以血为本，具有经、带、胎、产的生理变化，对发病也有一定的影响，易患肝瘀、血虚、血瘀；而男子以精气为本，易患肾精、肾气亏虚之疾。肥人或痰湿内盛之体，易感寒湿之邪，易患眩晕中风之疾。瘦人或阴虚之质，易感燥热之邪，易患肺痨、咳嗽诸疾。也就是说，阳虚或者阴盛之体，感邪后易从寒化，即从阴而化寒，多反映为寒性病理变化，或为实寒证，或为虚寒证；而阴虚或阳盛之体，感邪后易从热化，即从阳而化热，多反映为热性病理变化，或为实热证，或为虚热证。

3. 决定某些疾病发生的证候类型

感受相同的病邪，因个体体质不同，可出现不同的证候类型。如感受风寒之邪，卫气盛者，易形成表实证；卫气虚者，易为表虚或者虚实夹杂。同感湿邪，阳盛之体易热化而形成湿热；偏阴质者又易化为寒湿证。

反之，若体质相同，虽感受不同的病邪，也可以表现出相类的证。如阳热体质者，无论感受热邪或寒邪都可表现出热证。阳盛之体，即体内有火的人，比较亢奋，感受湿邪易形成湿热，出现皮肤瘙痒、湿疹，女子湿热下注形成黄带，男子湿热下注形成阴囊潮湿、阳痿早泄等。注意，男女同为阳盛之体，同感湿邪形成湿热，但临床表现不同，形成不同的疾病，有的是皮肤病（如湿疹、阴囊潮湿），有的是阳痿早泄，有的是湿热带下等。偏阴性体质者，感受湿邪易形成寒湿证，不会形成湿热型的黄带、湿疹，而易形成寒湿带下，清稀如水，跟黄带刚好相反，用的方子也不一样。同是感受湿邪合并风邪，阴性体质的人形成风湿，肢体关节或者肌肉遇风遇寒疼痛；热性体质的人形成的是热痹，会红肿热痛。所以说，体质类型决定了某些疾病发生的证型。我们在讲四诊之望诊和体质学说时讲过：一个病人一进来，你首先要判断他属于哪种体质，他的体质与证型是有联系的。

那么"阳热体质无论感受寒邪或者热邪，都可表现出热证"是什么意思呢？比如，一个人体内有热，非常亢奋，甚至登高而歌，弃衣而走，如果再感受热邪，就会更加的热；如果感受寒邪，寒邪的程度又不强于他体内的热的话，那么它表现的还是热证；如果感受的寒邪和体内的热相当，寒邪又没有彻底抵御（此消彼长），可能会出现寒热错杂之证，比如说上寒下热、里寒外热、外寒里热、寒热交错等，这是不是也是热证表现？所以说"阳热体质无论感受寒邪或者热邪，都可表现出热证"。

（三）精神状态与发病

精神状态能影响内环境的协调平衡而影响发病。精神状态好，情志舒畅，气机通畅，气血调和，脏腑功能旺盛，则正气强盛，邪气难以入侵，或虽受邪也易祛除。《素问·上古天真论》说："恬淡虚无，真气从之，精神内守，病安从来？是以志闲而少欲，心安而不惧，形劳而不倦，气从以顺。"若情志不舒，气血不调，气机逆乱，脏腑功能失常而发病。所以调摄精神，可以使内环境协调平衡，从而减少和预防疾病的发生。《素问·上古天真论》的这段话，实际是注重"精神内守"，无论道家、佛家都有"精神内守"的养生法。如一个人患了某种疾病，求助医学，得不到解决，最后寄托于宗教，他们都会用到"恬淡虚无，精神内守"的方法，让患者在内环境上达到一个平衡，从而抵御或预防一些身心疾病，特别是很多慢性疾病，如糖尿病、高血脂、肾病、肿瘤等。"恬淡虚无，精神内守"这种状态，其实也是中医精神养生的最高境界。达到这个状态之后，我们可以通过真气运行大法，甚至可以打通小周天或大周天。小周天就是任督二脉，所以说当一个人有邪念，精神状态不能进入"虚无恬淡"的状态的话，他不可能打通任督二脉。

情志变化与疾病发生的关系主要表现为以下两个方面。第一，突然强烈的刺激可以导致气机逆乱，伤及内脏而致疾病突发。如临床常见的突发性胸痹、心痛、中风等，可以因为强烈的精神刺激而诱发。

比如，我之前碰到一个病例，患者有多年的高血压病，有一次和人打麻将，杠上开花，和了大牌，特别紧张、兴奋，结果当场血压升高，中风倒地而亡。第二，长期持续性的情志刺激，比如悲哀、忧愁、思虑过度，易致气机郁滞或逆乱而缓慢发病，如消渴、胃脘痛、癥瘕等疾病。癥瘕、肿瘤就是情志抑郁的人长期持续性地受到相应的情志刺激，导致气滞血瘀、痰凝而发病。

有些突然的强烈的精神刺激可以导致一些怪异的病，如白发魔女一夜白头，这是由于突然的强烈的精神刺激；范进中举，也是突然的情志刺激诱发了疾病。

此外，禀赋因素对发病也有一定的影响，不但可以形成遗传性疾病，也可以影响人体的体质状态与正气强弱而影响发病。简单说，疾病是致病因素作用于机体，引起机体阴阳、气血、脏腑、经络功能失常所致。这种既重视外因条件，又强调内在因素的辨证的发病观，对于把握疾病的本质和指导临床实践有重要的价值。

第二节　发病的类型

发病类型是邪正交争的结果，由于正气强弱的差异，病邪种类、性质、入侵的途径、所中部位、毒力轻重不一，故发病形式有所不同。主要有感邪即发、徐发、伏而后发、继发、合病、复发等。接下来我们就主要的发病类型一一论述。

一、感邪即发

感邪即发又称为卒发、顿发，即感受病邪后立刻发病。根据邪正交争的原理，感邪后正气抗邪，反应强烈，可迅速导致人体阴阳失调，并表现出明显的临床症状和体征。感邪即发多见于以下几种情况。

（一）感邪较盛

如外感六淫，六淫之邪侵入人体，若邪气较盛，正气奋起抗争，常表现为感邪即发，为外感热病之中最常见的发病类型。外感风寒、风热、燥热、暑热、温热、温毒等邪气为病，多是感而即发。说白了就是外感六淫风寒暑湿燥火，或者相兼夹杂在一起入侵人体，感而即发，这种情况比较多。比如风寒感冒、风热感冒、中暑、温病等，全部都是感而即发。

（二）情志遽变

这个"遽"本意是指送信的快车或者快马，来自于《左传》，在《说文解字》中是匆忙、急，立刻、赶快或者惊慌的意思。情志遽变，就是感情突然、强烈的快速变化，如暴怒、过度悲伤，均可导致气机逆乱，气血失调，脏腑功能障碍而骤然发病，出现突然昏仆、不省人事、胸痹心痛等危重、极危重症。有这样一类人群，可能平时就有肝阳上亢，加上暴怒，突然强烈的暴怒，可以出现中风，突然昏仆倒地，不省人事，这是一种极其危险的重症。之前讲的白发魔女一夜白头也属于这种情志遽变引起的，但不属于极危重症，只是反映在头发了，这也是一种气机病变，也就是说过度忧伤或气愤伤脾，肝脾之气机骤然上逆，肝气郁，脾气不得伸，就可能出现不思饮食、腹胀，而气机不能到头，就出现了一夜白头。还有一些胸痹的病人，西医称心脏病，忽然遇到强烈的情志变化，可能会当场死亡，这就是真心痛，这也是强烈的情绪变化引起的极危重症。

（三）感受疠气

疠气其性毒烈，致病力强，来势凶猛，病情危毒，发病暴急，常易感染。感染是西医的说法，中医叫染易，染易的易指交换。这种染易迅速扩散，广为流行。大家知道的禽流感、SARS 病毒都属于疠气的范畴。疠气由于毒性强烈、致病力强，不分男女老幼，不分正气强弱，皆可感邪即发，比如 SARS 病毒流行的时候，你不能说，我正气存内，邪气不伤，我不怕 SARS 病毒，这是不可能的。

（四）毒物所伤

服用了有毒的食品，药物中毒，接触或者吸入毒气、秽浊之气，可使人中毒而迅速发病，甚至致人死亡。这种感邪即发的发病速度太快了，比较简单，也比较容易理解，我们就不多讲了。

（五）急性外伤

无论何种外伤，伤人后立即发病，我们都称为急性外伤。外伤可直接伤人皮肉、筋骨、内脏，比如手割伤了一下，刀刃外伤，西医的治法是缝合，中医的治法是药敷，还有急性的腰扭伤、手扭伤、踝关节扭伤，这些都不会致人死亡，但是会立即发病。还有严重的可以导致人的死亡。

急性的腰扭伤如果在督脉，可以用强刺激后溪或者人中，并活动腰部，90% 的人可以当场痊愈。如果急性腰扭伤在膀胱经上，强刺激委中取穴，使之有传电感直达腰部，也能当场痊愈；也可以选昆仑、承山进行治疗。一般急性的腰扭伤，针灸的效果比中药更快更好。急性的脚扭伤，可以强刺激对侧合谷穴，然后活动脚踝部，也能马上止痛。急性的腕部扭伤，可以强刺激对侧脚部的太溪穴，活动腕部也能起到止痛的效果。急性肘关节扭伤，可以取对侧阴陵泉进行强刺激，之后活动肘关节。急性的膝关节扭伤，选用对侧曲池穴，强刺激并活动患处也能达到止痛的效果。

二、徐发

徐发是指感邪后，缓慢发病，又称为缓发。徐发与致病因素的种类、性质以及体质因素等密切相关。徐发多见于内伤邪气致病，如思虑过度、房事不节、忧愁不解、嗜酒成癖等，可引起机体渐进性病理改变，逐渐出现一系列临床症状。又如年老体衰，虽感外邪，正气抗邪无力，肌体反应性降低，常徐缓发病。在外感病邪中，感受湿邪为病，因其性黏滞重浊，起病多缓慢。

（一）忧思过度

忧思过度可以伤脾，导致脾虚。但是我们刚才讲过的，那种突然的忧思过度，可以一夜白头。但如果是普通的忧思过度，一般不会马上发病。慢慢忧思，慢慢脾虚，可能饭量慢慢变小，如果再加一点肝郁脾虚，有些女性就可能出现乳腺增生，如果是男性朋友的话，脾虚之后身上可能会长脂肪瘤等。

（二）房事不节

性生活频繁，不一定马上表现出什么疾病，但是长年累月这样就会伤肾精、伤肾阳。曾经有人问我，房劳过度究竟伤的是肾阴，还是肾阳呢？这个问题其实很简单，房劳过度，首先伤精，精属阴，所以是伤精又伤阴。有些人房劳过后就会腰膝酸软、盗汗，这其实是肾阴虚。但是房劳日久又会伤阳气，慢慢导致肾阳虚，所以房事不节，时间久了可以导致肾阴虚引起早泄，也可以导致肾阳虚引起的阳痿，如果阴阳两虚就会导致阳痿早泄。当然这是针对男性，女性是反映在月经上，肾阳亏虚会宫寒、月经推后，或者痛经等，肾精不足可能会出现月经过少、头昏耳鸣、腰酸、盗汗等。

（三）忧愁不解

忧愁不解这个更简单了，首先是伤肝，肝郁气滞，女性会引起月经不调，或者乳腺增生。有些人过度忧愁不解，慢慢形成神经官能症，或者抑郁症等。这时候要对证下药，如肝郁脾虚用逍遥丸；肝气不舒用柴胡舒肝散；如果忧愁不解，慢慢形成了脏躁，用甘麦大枣汤；形成郁证后，可以用越鞠丸。

（四）嗜酒成癖

偶尔喝一两次酒，可能不会发什么病，但是如果每天喝酒，慢慢积累，就会引起徐发的一些疾病。如西医的酒精肝，最后甚至会导致肝硬化。喝酒后会引起肝阳上亢、肝火重、肝胆湿热诸证，但是一般不会马上发病，所以也可以在徐发的范畴里面。

（五）年老体衰

在感受外邪的时候，往往青壮年可能会先发病，老年人可能会慢慢发，为什么呢？并不是说老年人的抵抗力比青壮年要强，只是老年人正气已衰，机体反应性下降了、迟钝了，所以就慢慢发病。老年人发病慢，治愈也慢；青壮年发病快，治愈也快。比如有一些青年人感冒了，可能药都不用吃，活动一下，跑个步，出一身汗就好了，但是老年人不可能这么快就好。所以说病来得快走得快，来得慢走得也慢。

（六）湿邪致病

还有一些外感病邪，如外感湿邪为病，因为湿邪的特征是黏滞重浊，所以起病比较缓慢。如渔民长年打鱼，在水下劳作，感受湿气，并没有马上得病，但是十年八载后突然得了风湿病，就是感受湿邪为病是一个缓慢过程。湿气进入人体里是一个慢慢的过程，在体内如油裹面，把它清除出去也是一个漫长的过程。所以风湿病就迁延难愈，需要治很久。

三、伏而后发

伏而后发指感受邪气以后，病邪在体内潜伏一段时间，或在诱因的作用下，过时而发病。这种发病方式多见于外感性疾病和某些外伤。如感受温热邪气形成的伏气温病、伏暑等。《素问·生气通天论》里说："夏伤于暑，秋为痎疟，冬伤于寒，春必温病。"开创了伏气致病之先河。这个"痎"字，是指每两日一发的疟疾。外伤所致的肌肤破损，经过一段时间以后发为破伤风、狂犬病，亦属伏而后发。伏而后发的机理，多是当时感邪较轻，或外邪所中部位表浅，正气处于内敛时期，正邪难以交争，邪气得以伏藏，伏邪致病一般较重且多变。如果伏而后发这个词难以理解的话，就以破伤风和狂犬病为例去理解它。西医对破伤风和狂犬病都有疫苗，中医也可治疗，大部分是以祛风止痉为主，因为破伤风和狂犬病发作的时候表现出的症状属于中医的风证，这种风证是由外风引发内风的，所以在治疗的时候用息风止痉的药。

四、继发

继发是指在原发疾病未愈的基础上，继而发生的新疾病。继发病必以原发病为前提，二者的病理联系比较密切。比如肝阳上亢所致的中风，小儿食积所致的疳积；肝气郁结日久继发的癥积、臌胀；久疟继发的疟母等。肝阳上亢，本来就可以引起头痛，但是肝阳上亢日久会继发中风。又如小儿食积，本来可能导致小儿便秘、厌食，但是日久可以引起疳积。又如肝气郁结，本来只是引起胁胀，或者胃胀，或者胸胀，或者身上某些地方胀，但是时间久了，它可能会引发癥积、臌胀。癥积相当于肿瘤包块，臌胀相当于肝硬化腹水，肚子比较大，所以叫臌胀。

五、合病

合病指两经或两个部位以上同时受邪所出现的症状。合病一词首见于《伤寒论》。此发病类型多见于感邪较深，正气相对不足，故邪气可同时侵犯两经或多个部位而发病。如太阳、少阳合病，太阳、阳明、少阳合病，表里同时受邪为病。《伤寒论翼》说："合则一时并见，并则以次相乘。"合病与并病不同，并病是一证未了又见另外的证，体现于病位之间的传变，不属于一个发病类型。在这里我们举一个例子，比如少阳、阳明合病，少阳本来我们是用小柴胡汤，阳明我们用大承气汤，而少阳、阳明合病后我们用的是大柴胡汤。

六、复发

复发指疾病初愈，或缓解阶段，在某些诱因作用下，引起疾病的再度发作或反复发作的发病类型。引起疾病复发的机理是余邪未尽，正虚未复，同时还有诱因的作用。诱因可致余邪复盛，正气更虚，从而使疾病复发。由复发引起的疾病，我们称之为复病。

在这里我们举一个例子说明。某人外感寒邪引起咳嗽，是外寒内饮，用小青龙汤治疗就可以解决。但是由于此人治疗不得当，症状虽暂时缓解了，其实寒饮之邪并没有彻底的清除，还留有余邪未去；或者采用激素或抗生素治疗，把表面的症状掩盖了，其实根本没有治愈，后来又遇见寒气，或者吹风，或者遇寒湿，再次出现咳嗽，这就是复发。这种情况在临床中非常常见。前段时间，我就治疗了这么一个病人。他就是一遇寒气、冷风，甚至吹电风扇、吹空调立马就咳嗽，而且好几年了。西医诊断为过敏性咳嗽，无法根治。我采用小青龙汤去麻黄，几剂药就不再咳嗽了。这个例子说明什么？说明好多西医所认为的无法根治的疾病，在中医来说，只要思路对了，就非常简单。

接下来我们就具体来看一下关于复发的基本特点、主要类型、复发的诱因。

（一）复发的基本特点

复发的基本特点有以下 3 个：

1. 临床表现类似初病，但是又不完全是原有病理过程的再现，一般比初病的病理损害更复杂、更广泛，病情也更重。

2. 复发的次数越多，静止期的恢复也就越不完全，预后越差，越容易留下后遗症。

3. 大多有诱因。

（二）复发的主要类型

由于病邪的性质不同，正气强弱各异，邪正交争态势不一，故复发的类型大致分为：疾病少愈即复发；休止与复发交替；急性发作与慢性缓解交替三种类型。

1. 疾病少愈即复发

这种复发的类型多见于较重的外感疾病的恢复期。因其余邪未尽，正气已虚，在复感外邪、饮食不慎、劳累过度等诱因下，可至余邪复燃，正气更虚，从而引起复发。比如湿温、温热、温毒等疾病在恢复期调养不当，容易引起复发。

2. 休止与复发交替

这种复发类型，多因初次患病时，经治疗虽症状和体征消除，但仍有宿根留在体内，在诱因作用下导致复发。宿根的形成，一是由于正气不足，无力祛除病邪，二是病邪性质重浊胶黏，难以清除，如休息痢、癫痫、结石所致的疾病，休止期如常人，在诱因作用下复发。

我举一个例子，痛风。痛风本是湿热聚集引起的一种疼痛，典型症状是红肿热痛。没有发病的时候如常人，某些诱因会导致发作。这个诱因主要是指饮食，即西医所说的嘌呤类物质，中医所说的湿热类食物，如辛辣、发物、酒等。有的人喝了酒痛风马上发作。

3. 急性发作与慢性缓解交替

此种复发类型指临床症状轻重交替。急性发作时症状较重，慢性缓解时症状较轻。比如哮喘、臌胀、胸痹、心痛等病证，在慢性缓解期表现得比较轻，若因情志刺激、饮食不当，或重感外邪，或劳累过度等因素诱发，则可导致疾病的急性发作，症状加重。

还以过敏性哮喘为例。这种复发性的过敏性寒性哮喘，之前肺上早有伏邪，平时虽然哮喘并不重，如果碰到了寒湿外邪，立刻诱发伏邪而复发，急性发作期哮喘非常重，喘到恨不得肺都给挤出来，这就是急性发作与慢性缓解交替的复发。所以，治疗疾病时，应注意扶助正气，祛邪务尽，消除宿根，避免诱因来减少疾病的复发。

（三）复发的诱因

任何诱因皆可助邪损正，导致肌体正邪暂安的局面被打破，病理变化再度激活，从而导致旧病复发。诱发的因素主要有以下几个方面，一是重感致复，就是重新感邪致复；二是食复，就是饮食方面的；三是劳复，就是由过劳引起的；四是药复，就是病后服药不当；五是情志致复，也就是情志因素影响导致的疾病复发；六是环境变化致复，自然环境变化导致的复发。

1. 重感致复

疾病初期因重新感受外邪，致疾病复发者，称为重感致复。由于疾病初愈邪气未尽，病理过程也未完全结束，机体抗御外邪侵袭的能力低下，重新感邪易致疾病复发。其机理为新感之邪助长余邪，或引动旧病病机，从而干扰或损坏人体正气，使病理变化再度活跃致病复发。无论是外感性疾病还是内伤性疾病，均可因重感邪气而复发。在临床中，多见于热病新瘥之后，也就是说在热病之中出现的重感致复的比较多。比如《重订通俗伤寒论》里边说："瘥后伏热未尽，复感新邪，其病复作。"因此强调病后调护，甚避外邪，防寒保暖，对于防止重感致复有着十分重要的意义。

2. 食复

疾病初愈，因饮食失宜而致疾病复发者，称为食复。不同疾病、不同体质各有所异。脾胃疾患，或过敏性体质常因饮食失宜而致疾病复发。比如鱼虾海鲜可致瘾疹或哮喘复发，过度饮酒或过食辛辣之品，可以导致痔疮、淋证复发等。所以对脾胃病和一些特殊体质者，在其疾病初愈之时，饮食调理显得尤为重要。有一句话：医生不治癣，治癣丢了脸。这个癣是皮肤病的代称，就是说很多皮肤病人由于饮食禁忌做得不好，导致疾病复发。古往今来治疗皮肤病的第一要素是饮食禁忌。对于某些热性或温性的疾病应该戒食发物，因为用药物刚有点效果，结果辣椒一吃，酒一喝，马上就全身痒了。所以说在治疗皮肤病的时候，饮食一定不能有任何辛辣发物，调料除了油和盐以外，其他调料都不能吃，这样才有可能根治。

3. 劳复

疾病初愈因过劳致疾病复发，称为劳复，多见于内伤性疾病，如慢性水肿、哮喘、疝气、子宫脱垂、中风、胸痹、心痛等疾病，都可以由于过劳，或早犯房事而引动旧病复发，且发作的次数越多，病理损害的次数越多，愈后也就愈差。因此凡病初愈，切忌操劳，宜安养正气，防止复发。所以大夫在看病的时候，一定要跟患者交代禁止房事或者节制房事，其实就是防止过劳而导致疾病复发。

4. 药复

病后滥施补剂或药物调理失当而致疾病复发者，称为药复。在疾病初愈阶段，辅以药物调理，应遵循扶正勿助邪，祛邪勿伤正之原则。若急于求成，滥投补剂，反而导致虚不受补，或伤正助邪，从而引起疾病复发，或因药害而产生新的疾病。这个药复就是医生没有把握好辨证论治，药物开的不得当而引发的，与其说是药复，还不如说是医生学艺不精，导致的疾病反复。

5. 情志致复

疾病初愈因情志失调引起的疾病复发的，称为情志致复，情志刺激能直接刺激脏腑功能，导致气机紊乱，气血运行失常，使原阴阳之和过程逆转而致疾病复发，临床中常见的有失眠、瘾症、癫痫、瘿瘤、梅核气、癫狂等疾病，易受情志刺激而致疾病复发。我们就讲一下梅核气，因为梅核气非常常见，但是好多人没有考虑到其与情志相关。梅核气有点类似西医的慢性咽炎，症状是咽中如有物堵，吐之不出，咽之不下，传统的代表方剂是半夏厚朴汤。其实得梅核气的人往往有肝郁的情况，所以我在治疗梅核气的过程中，常常在半夏厚朴汤基础上加一点疏肝理气之品。梅核气在治疗过程当中，调理情志是很重要的。如有的人用半夏厚朴汤治好了梅核气，但是刚刚见好，患者就受到情志刺激，梅核气又严重了。这不是药开得不好，而是情志致复。这时候再加一些疏肝理气之品，他可能很快就能康复。

6. 环境变化致复

因自然环境变化而导致疾病复发的称为环境变化致复。气候、地域的变化，机体不能与之适应，则可诱发旧病，如哮喘、肺胀、面瘫等，多在季节交替和冷热温差比较大的时候复发。初到异地可因水土不服，而引发皮疹、腹痛腹泻等疾病。我们这里有新疆学生，他跟我说：新疆百分之八九十的人有鼻炎，但是往往这些人从新疆到内地，鼻炎就好了，回到新疆就又复发了。这就是气候、地域的变化，机体与之不适应而引起的复发。关于环境变化致复，我们可以这么处理，要么你远离这种气候或这个地方，比如你在新疆得鼻炎，你可以不在新疆，到中原来生活；另外一种是你不能脱离这个地方，那么就通过药物调理，使机体能够适应当地的气候和地域的变化。

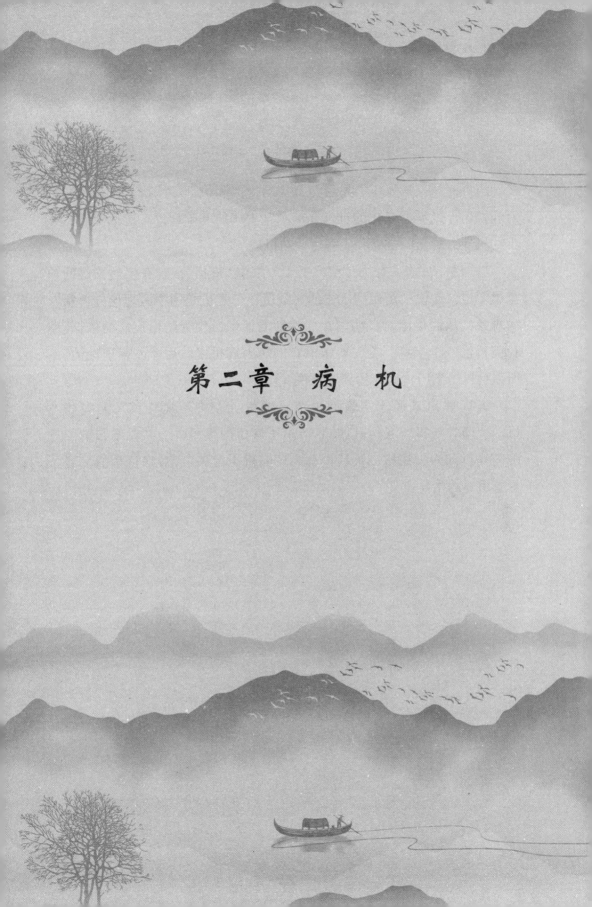

第二章 病 机

病机，即疾病发生、发展与变化的规律和机理。病机学说是研究疾病发生、发展和变化的机理并揭示其规律的基础理论，包括疾病发生的机理、病变的机理和疾病传变的机理。

"病机"被前人释为"病之机要""病之机括"，含有疾病关键的意思。也就是说，是疾病规律的关键所在。病机是用中医理论分析疾病现象，从而得出对疾病内在规律性的认识，作为防治疾病的依据。我们每治一个疾病，首先要考虑它的病因病机，然后才能辨证论治，所以病机受到历代医家的高度重视。

病机理论来源于《素问·至真要大论》："谨候气宜，无失病机。""谨守病机，各司其属。"指出了病机的重要性，并总结归纳了脏腑病机和六气病机，被后世称为"病机十九条"，对病机学的发展具有重要的指导意义。

第一节 病机十九条

我们接下来看一下"病机十九条"在《黄帝内经》中的原文：

"帝曰：愿闻病机何如？岐伯曰：诸风掉眩，皆属于肝；诸寒收引，皆属于肾；诸气膹郁，皆属于肺；诸湿肿满，皆属于脾；诸热瞀瘛，皆属于火；诸痛痒疮，皆属于心；诸厥固泄，皆属于下；诸痿喘呕，皆属于上；诸禁鼓栗，如丧神守，皆属于火；诸痉项强，皆属于湿；诸逆冲上，皆属于火；诸胀腹大，皆属于热；诸躁狂越，皆属于火；诸暴强直，皆属于风；诸病有声，鼓之如鼓，皆属于热；诸病胕肿，疼酸惊骇，皆属于火；诸转反逆，水液浑浊，皆属于热；诸病水液，澄沏清冷，皆属于寒；诸呕吐酸，暴注下迫，皆属于热。"

故《大要》曰："谨守病机，各司其属，有者求之，无者求之，盛者责之，虚者责之，必先五胜，疏其血气，令其调达，而致和平，此之谓也。"

如果将原文顺序进行适当的调整之后，可以归纳为五脏病机五条，上下病机两条，风、寒、湿病机三条，火病机五条，热病机四条，总结为两条口诀："五脏上下风寒湿，火五热四要记清。"

下面进行逐条分析。

一、诸风掉眩，皆属于肝

这一条涉及的症状为"掉眩"，病因为风，病位在肝。

肝属木，木生风，肝为风脏，风气通于肝，肝病可以生风，发生以动为特征的证候。这条所论为内伤类，指的是肝病生风引发的掉眩症状，属于内风范畴。比如肝热生风，肝阳化风，都属于肝脏本身的病证。

另外，肝与肾关系密切，肾为水脏，主水藏精，为真阴或元阴所寄的地方。中医有"滋水涵木"的说法。木有赖水涵之，精化为血，血能养肝。若肾阴亏虚，水不涵木，则木燥而生风；精虚血少，血不养肝，则血虚而生风。所以病在肾而证在肝，肝肾同源，也是乙癸同源，肾病及肝，这种情况也能生风。

比如，肝肾阴亏于下，肝阳上亢于头的这种症状，常用镇肝息风汤、天麻钩藤饮等方剂，方剂里都加了补肝肾的药，肝肾同补，就是这个原理。

当然，掉眩也有病位不在肝的。《灵枢·口问》记载："上气不足，脑为之不满，耳为之苦鸣，头为之苦倾，目为之眩。"后世医家也对掉眩的病因有所补充。如对于脾气不升产生的眩晕，用补中益气汤；由痰湿引起的头晕（掉眩），用半夏白术天麻汤或泽泻汤等。因而，我们学习条文千万不要记死，千万不能僵化。

二、诸寒收引，皆属于肾

这个病因为寒，出现的症状为收引，病位在肾，肾主北方，在天为寒，在地为水，属阴中之阴，而内藏元阳。《灵枢·本脏》说："经脉者，所以行气血而营阴阳，濡筋骨而利关节。"《灵枢·调经论》也说："血气者，喜温而恶寒，寒则泣而不流，温则消而去之，筋脉喜温而恶寒，血气在筋脉中寒者泣涩，温者通利。"如果肾中元阳不足，内生阴寒，不能正常的温煦经脉，则筋脉不利，气血行泣而失去畅行。同时，阳气既虚，血行不畅，局部经脉缺少血气的濡养，则寒邪乘虚袭入，寒邪性收引，寒邪闭阻经脉，初则关节疼痛，活动不利，久而出现筋脉挛急，关节拘挛，难以屈伸。

寒邪既有阳虚之内寒，又有入侵之外寒，正虚邪客，内外合邪，虚实夹杂。如果病程较长，除了阳气虚衰以外，气血也会跟着衰少，同时久病必瘀，而寒瘀又可导致酿而生痰，生寒痰。陈寒不除，痰瘀难消，寒、痰、瘀三邪互结，而成痼疾。已经不是单纯运用温肾祛寒可以治疗的。这时治宜活血化瘀、祛痰，酌以温经补虚，才能达到疗效。

寒以经脉挛急、关节屈伸不利为主症。但临床也有因筋脉挛急而出现局部肌肉、经脉疼痛者，比如中医的"转筋（小腿转筋）"，也可以参考这一条病机进行治疗。当然，我们要认清"寒主收引，皆属于肾"中的"肾"是从内而言，指内寒；当然，外寒入侵也可导致收引，但是这句话的出发点是从五脏内生来说的。

三、诸气膹郁，皆属于肺

这个膹是喘急的意思，郁是痞闷的意思，不是指肝郁。膹郁是指呼吸气促、喘息、胸闷痞满这种不适感。

肺主气，司呼吸，主肃降。不同原因可以造成肺的肃降无权。肺主肃降，肃降功能失司，肺气皆可上逆，肺气上逆，气结于胸中，则可以出现胸中塞闷、呼吸急促症状，病位在肺。

这里描述的症状类似于以胸闷气急为主症的喘证，或兼有咳嗽痰多的肺胀，或者伴胸痛，与胸痹相近的，兼有汗出、肢冷、脉微的虚喘重症。临床上所见到的肺气很虚，气无所主，或者是痰浊壅肺，气降受阻，均可出现呼吸失常、胸闷喘息的临床症状。这些病证皆在肺之列。但是肾为气之根，肾主纳气，但凡肺气大虚者，久之则肾气亦虚，肾纳气失司，纳摄无权，气不能归根，也就是气不能归肾，上则肺气耗散主气无力，以致气阻于上，胸闷喘息、肢冷、汗现，其病在肾尤甚。也就是说，这种虚喘可能是肺气虚久病及肾，又有肾不纳气。也有可能是从肾开始，肾本虚后，由肾及肺出现的虚喘。由肺到肾或者由肾到肺，它们可以相互影响。

另外，在临床中还有由于大怒，怒则气上，肝气迫肺，也就是肝气导致肺气上逆或肺气壅滞，引起胸闷、喘息气促、膹郁者，这时它的病位就在肝，是由肝及肺，这是实喘，不是虚喘。对于这种肝气犯肺导致的咳喘、咳血，可以用《医门推敲·壹》里面的"木火刑金汤"。所以说，《黄帝内经》给出的病机是最基本的，涉及本脏的，但是对于由他脏影响本脏的，我们仍然要准确的辨证论治之后，才能得出结论。另外，还有疾病的性质属虚、属实、属寒、属热的区别，治法也不尽相同，必须要详为辨析。

四、诸湿肿满，皆属于脾

这里讲到的是肿满。肿是皮肤表现出来的一种症状，而满是在内部出现的一种胀满症状。肿如果出现在皮肤表面，我们可以看到；而肿满的满是在内部，患者自己能感觉到。如果满得太厉害了，比如成了臌胀，那么医生也能看见，但是在没有形成臌胀之前，只是病人的一种感知。引发肿满是由于体内有湿，病位在脾，脾属太阴，太阴湿土，阴中之至阴，性喜温燥而恶寒湿，所以被称为阴土。脾居人体之中，转运上下，谓之枢纽。而这个枢纽又有赖阳气之温煦。如果脾阳内虚，会导致运化失司，水谷精微不能依赖脾气散精而上输于肺。另外土不生金，可以导致肺虚而无力行气而行通调水道之职，下输膀胱的职能受阻，于是水液、津液不能四布，导致清气不升而浊气失降，水谷之湿不化，积于腹中则气行受阻而发为胀满；外溢皮肤则积于肌表腠理之间而成浮肿。这是肿满生于脾最基本的理论依据。

另外，也有脾虚不能生肺津，肺虚而表卫失固，外邪乘虚而入，邪袭肌表，肺失宣达，三焦失利，水道不通，以致水湿泛滥发为胕肿；湿乘于脾，而致胀满，这种属于《金匮要略》所说的风水证，其病在肺，但细究其病机，也有脾病，所以用越婢加术汤、防己黄芪汤等。

另外，肾为水脏而内寄元阳，也就是真阳，亦称少火，少火生气。脾土有赖肾阳的温煦。如果肾阳不足，那脾阳亦虚，脾的运化就会失职，脾不制水，肾难主水，气不化水，水湿停滞，溢于外则胕肿，溢于内则中满，所以《金匮要略》用金匮肾气丸或椿泽汤治疗。

如果气为水阻，气水互结，而水肿胀满严重者，那得用实脾饮。方中附子温肾阳，干姜温脾阳，白术健脾，茯苓渗湿，草果燥湿，木瓜化湿，大腹皮、木香、厚朴行气散满，再加甘草调和诸药。这些肿满之证生于脾，属于脾病有变化的一种情况。实脾饮是我平时治疗肝硬化腹水属于脾阳虚或肾阳虚引起臌胀的常用方剂，效果很好。虽然说水湿内停而生肿满，基本责之于脾土，但是也不能局限在脾。

五、诸痛痒疮，皆属于心

在这里为避免重复，用心替代火。这一节的证候是皮肤病，初起皮肤微红而痒，疼痛尚轻，如果迅速加重则局部皮肤红肿、灼热而痛，疼痛日益加剧。所以有医家说，热轻则痒，热重则痛。寒可以引起疼痛，热同样可以引起疼痛，是一种灼热的疼痛。比如风湿热痹，用清热的白虎加桂枝汤；寒痹也叫痛痹，用乌头汤。二者刚好相反。

疮伤初起，病情比较轻，病轻则热轻，热轻则痒。如果患病日久，病重则热，热盛则痛，渐而热极化火，而血和津液受到火之灼烧，腐而成脓，这一类病证属于阳毒热证。请注意，它不属于阴疽，阴疽我们用阳和汤温化寒痰。对于属于阳毒热证的，用清热解毒、排脓之类的药，和阴疽刚好相反。

在治疗由火毒所引起的疔、痈、疮、疖的时候，比较轻的用五味消毒饮、四妙勇安丸，更重一点的用清瘟败毒饮。虽然这里的火和心可以互换，但是切不可以局限于心和火二字，不能因为《黄帝内经》说了"诸痛痒疮，皆属于心"就拼命清心火，它的本意不是这样的，要引申来看，不能读死书了，正所谓"尽信书不如无书"，要活学活用，活学活解。

六、诸痿喘呕，皆属于上

"病机十九条"中的"上"和"下"两条内容，与其他各条都不相同，只有症状，没有病因；只有上下部位，没有明确指出脏腑。因此在学习这两条的时候，思维空间与思考的广度要更大一些。这条的症状为痿、喘、呕吐，病变部位为上，包括上焦、胸中，胸中内藏心肺。其中，心与痿、吐这两个症状没有直接的关联，唯有肺与痿、喘、呕这三种症状的关系都比较密切。《素问·痿论》说："五脏因肺热叶焦发为痿躄，又痰壅于肺则病喘。"饮邪迫肺也可以导致喘，用小青龙汤。肺气大虚也能喘，需要大补肺气。另外肺主气之降，肝主气之升，一升一降，合为和平。如果肺虚金不平木，以致肺降不及而肝升太过，肝逆犯胃，胃气上逆，而出现呕吐与喘息，这类证候治不在胃而在肺，或者肺胃同治。比如旋覆代赭汤治疗呕吐、气喘，肺胃同治。这些痿、喘、呕的发生皆与肺相关，所以说皆属于肺，但是临床所见也不尽然。比如痿证，按照《素问·太阴阳明论》："四肢皆禀气于胃，而不得至经，必因于脾，乃得禀也，今脾病不能为胃行其津液，四肢不得禀水谷气，气日以衰，脉道不利，筋骨肌肉皆无气以生，故不用焉。"《素问·生气通天论》说："因于湿，首如裹，湿热不攘，大筋缑短，小筋弛长，缑短为拘，弛长为痿。"所以治疗痿证，要清湿热，理中焦，补中虚，按照这个原则展开，重点在中焦脾胃，并非上面所讲的上焦肺。当然也有肺痿，如果把"痿"引申开来讲的话就不一定了。

另外，《灵枢》当中，下肢痿软无力的辨证为肺阴不足或肺肾阴虚，或者肝肾阴虚也常见，这种情况常用养阴法治疗。在《医门推敲·壹》中的龙潜饮，是治疗痿证的代表方，用于肝肾亏虚夹湿热引起的痿证，滋阴清热，效果非常好。《黄帝内经》也讲"治痿者独取阳明"，用针刺治疗痿证，选择在阳明经上排刺，可以达到意想不到的效果。

七、诸厥固泄，皆属于下

这一条涉及的症状有厥、固、泄。病变所在部位为下，也就是下焦、肝肾。

厥，轻者四肢厥冷，重则不省人事。《素问·厥论》把厥证分为寒厥和热厥，说："阳气衰于下，则为寒厥，阴气衰于下，则为热厥。"《黄帝内经》有"肾气虚则厥"之说，属于阴虚致厥。阳气指元阳，阴气指元阴，肾气即元气，肾阴即元阴，皆藏于肾，为生命之根。由此可见，厥证与肾密切相关，故曰"皆属于下"，属肾。

当然，由肝引起的厥证也有，比如肝郁而四肢厥冷的，用四逆散。还有一种肝阳上亢引起的突然昏厥，类似于西医的中风偏瘫，不省人事，也属于肝病，或说肝肾同病，肝肾亏虚于下，肝阳上亢于头，用镇肝息风汤、天麻钩藤饮之类的。另外，血气崩逆之大厥，也就是肝阳上亢，血气上冲，大怒"血菀于上"之薄厥。也可以归为肝厥。其实肝肾同源，从两脏论证都可以。

再说"泄"和"固"，比如四神丸治疗五更泄泻；半硫丸治疗老年虚秘；缩泉丸治疗遗尿或夜尿频多，尿频、尿急、尿不尽；以及济生肾气丸、滋肾通关丸治疗小便癃闭，皆与肾密切相关。

八、诸热瞀瘛，皆属于火

这一条的症状是热、瞀、瘛，病因为火。

热，是发热。瞀，是指视物模糊、昏花。瘛，瘛者动也，说白了，是指手指筋脉拘急、抽搐。

发热、昏花与抽搐症状同时存在，属于火邪所致。热者火之渐，火者热之极。热之于火，质本一体，程度不同而已。外感温热之邪，外邪内传，陷入厥阴和少阴，每每出现发热、神昏、抽搐等危症。心藏神，主神明，中医把属于意识、思维、记忆等部分的大脑活动功能归属于心，心为五脏六腑之大主。当热病发展到极期，发热不退，营阴内耗，正虚邪陷，热入营血，邪犯厥少，除高热不退，口干舌焦，尿少色赤以外，热伤心神，神无所主，还可见神志昏瞀，视物模糊，头晕。热极生风，风淫四末，可见四肢抽搐，甚者肢体僵直，角弓反张，均可归入痉厥范畴。

瞀瘛症状多见于外感热病的极期。一般来说，温病初期，温邪上受，首先犯肺，邪在上焦肺卫，不至于出现发热与瞀瘛并见的危重症状。当然也有例外，如老年人营阴久虚，婴幼稚阴未充，或因所感之邪热特别厉害，以致发病未几，随即内传，陷入心包，热扰心神，风因热起，此为逆传心包之证，属于热病之反常传变，症见高热、神昏。婴幼儿与年老体弱者也可出现四肢抽搐。

邪陷营血与逆传心包均属重证，症状类同，但其病程长短、营阴耗伤程度均有明显区别。治疗时，在祛邪与扶正药物的应用上，要分清主次，主次不一样，用药迥然不同。热病发展至热入心包或邪陷厥少的时候，热势已炽，热之极便是火，因此曰"皆属于火"。这也符合五气俱从火化的道理。

热入心包可以用清营汤、犀角地黄汤来治疗。如果出现不省人事的话，还可以用安宫牛黄丸来急救。

九、诸禁鼓栗，如丧神守，皆属于火

这条症状是禁、鼓、栗，如丧神守，病因是火。

禁是通假字，通"噤"字，意思是失语、不能出声。鼓者鼓颌，战齿也。栗为身体抖动，即寒战之类的意思。如丧神守，即神不守舍，轻度的精神失常。一般的风热外感与伤寒、温病初起，其邪在卫表，不致出现上述严重症状。当外感热病发病多日，高热不退，邪热炽盛，一则里热难以外达，阳郁不伸，出现真热假寒，寒战、战齿之假象，若兼见四肢厥冷，即为热深厥深。二则热伤心神，表现为失语及神不守舍。这样的证候在伤寒阳明证与温病气分证中可以出现，属于表邪传里，里热炽盛的外感热病剧烈期。不治疗再往下发展的话，病邪入营劫液，直至耗血动液，会出现昏昧狂乱，种种危象。

本条的症状除了寒战、战齿、失语、神不守舍外，与上条一样具有发热症状，只不过在原文中没有提及，可能省略了。"诸热瞀瘛"与"诸禁鼓栗，如丧神守"两条的共同症状都是发热、神昏。前者伴有抽搐，后者兼见寒战、战齿，病因都是火邪，症状有差异，尤其后者出现了寒战、战齿的假象，只有通过病机分析，才能不为假象所惑，避免诊断与治疗失误，这正是"病机十九条"强调辨证的核心思想，显示了中医学的客观与科学。

十、诸痉项强，皆属于湿

这条的症状是痉、项强，病因为湿。痉为肢体强直，项强是颈项强直不能转侧。二者性质相同，只是程度不一样，以上症状由湿邪引发。关于"诸痉项强，皆属于湿"，在《金匮要略》里面有几段原文可以来解释说明一下。关于痉，有刚痉、柔痉这两个概念。"太阳病，无汗而小便反少，气上冲胸，口噤不得语，欲作刚痉，葛根汤主之。""痉为病，胸满，口噤，卧不着席，脚挛急，必齘齿，可与大承气汤。""太阳病，发热无汗，反恶寒者，名曰刚痉。太阳病，发热汗出，而不恶寒者，名曰柔痉。"

通过列举的原文，我们可以看出，刚痉是实证，属太阳表寒或阳明里热证。而柔痉对应的应该是太阳表证，桂枝汤证。他们的共同点是都有抽搐的症状。

但是痉证有各种各样的证型，并没有局限于《黄帝内经》所说的"皆属于湿"。比如头痛、项背强直，恶寒发热，肢体酸重，口噤不能语，四肢抽搐，脉浮紧，此为风寒湿邪侵于肌表，壅滞经络出现的一种痉证，用羌活胜湿汤。如果寒邪比较盛，项背强直，肢痛拘挛，属刚痉的，以葛根汤为主方。如果风邪比较盛，项背强急，发热不恶寒，汗出头痛，属柔痉的，治宜和阴养津，以瓜蒌桂枝汤为主方。我们用桂枝汤调和营卫，解表散邪。瓜蒌根，就是天花粉，清热生津，和络柔筋。而风寒入络引起的痉证，我们用真方白丸子。

另外，还有肝经热盛的痉证，高热头痛，口噤齘齿，手足躁动，甚则项背强急，四肢抽搐，角弓反张，舌质红绛，舌苔薄黄或少苔，脉弦数，我们用的是羚角钩藤汤。

还有阳明热盛的痉证，临床表现为壮热汗出，项背强急，手足挛急，甚则角弓反张，腹满便结，胸闷烦躁，口渴喜冷饮，舌质红，苔黄燥，脉弦数。我们要清泻胃热，增液止痉，用白虎汤合增液承气汤，就是《金匮要略》的大承气汤加减。

另外，还有阴血亏虚的痉证，见项背强急，四肢麻木，双目直视或口噤，头目昏眩，自汗，神疲气短，或低热。舌质淡或舌红无苔，脉细数，这要滋阴养血，息风止痉，用四物汤合大定风珠加减。

十一、诸逆冲上，皆属于火

本条涉及症状为逆、冲上，病因是火。

逆为上逆，应降而反升者谓之逆，冲上即逆上。要注意这个"冲"字，它含有突然与相对严重的意思，与中风证的中字相近。冲上者，突然而较剧烈的逆上。临床中，突然出现而相对较重的逆上症状，如外风引动内风，风气上逆，升而不降的中风；外感风热，夹痰迫肺，肺气上逆之咳喘；暑热犯胃，胃气逆上之呕吐等。火曰炎上，暴病多实，正所谓"阳邪急速，其病必暴"。

以上病证发病骤急，症情相对较重，属热属实者居多，热之极谓之火，故曰"皆属于火"。治疗方法亦以清热、泻火、降逆为治疗原则。比如肝火引起的中风，我们以镇肝息风汤、龙胆泻肝汤、天麻钩藤饮加减治疗。由于肺火引起的夹痰咳喘，可以用清金化痰汤。由胃实火引起的气机上逆呕吐，我们可以用《医门推敲·壹》里面的英连饮（蒲公英、黄连）。

十二、诸腹胀大，皆属于热

本条症状为腹胀腹大，病因为热。

腹胀又兼腹大者，其证为臌，相当于现代医学的腹水，如肝硬化腹水。正所谓"阳热气盛，则肿胀也"。这里的"热"不能单从字面去解释，它含有阳证、实证与热证的意思。但毕竟热证与实证、阳证不同，因此把它作为阳证与热证解释也许更为恰当。气臌、水臌、血臌、虫臌（血吸虫肝硬化）多属于阳证与实证，有表现为热证的，当然也有表现为寒证的，也就是一种病，寒热都会引起。我们这里剖析的是其中一种热证。比如临床治臌胀，如果属于气臌的话，可以用柴胡疏肝散加吞苏合香丸治疗。实脾饮、附子理中合五苓散、己椒苈黄汤合四苓汤等治水臌。调营饮加减治疗血臌。以及十枣汤、舟车丸都可用之。用药有温有凉、有峻有缓，目的是以消除胀满为主。

属于热的大多是水热互结，这种臌胀用中满分消丸合茵陈蒿汤加减治疗。当然，对于气滞湿阻的，可以用柴胡疏肝散合实脾饮。寒水困脾用实脾饮加减治疗。瘀结水流的我们用调营饮，我也用过调营饮治疗肝硬化腹水。阴虚水停的可以用一贯煎加六味地黄丸加猪苓汤。当然，也有阳虚水湿的，就用附子理苓汤或济生肾气丸加减治疗。所以说，臌胀不一定都属于火热，也有他脏或在气血津液方面障碍引起的臌胀，不尽相同。

十三、诸躁狂越，皆属于火

这条的症状是躁、狂越，病因为火。

躁与狂越均由心神失治所致。躁者自觉烦躁不安，神志不寐，其证尚浅。狂越者，昏狂无制，或登高而歌，或弃衣而走，病已属危笃。躁与狂越皆系热扰心神，神明失治所致。临床中常见外感热病出现躁狂越症状者，躁证多见于气分热盛与阳明实热证中，为热扰心神之轻者，表现为神情烦躁，躁动不安，有时谵语，应用辛凉重剂以清热，或投通腑泻实以泄热，热清则神安，自然告愈，比如白虎汤、大承气汤。

狂者多见于邪陷厥少之候，热伤营阴，邪热炽盛，内陷心包，神明被扰，见神识昏迷，胡言谵语，甚者登高而歌，弃衣而走，这时用清营汤加吞安宫牛黄丸之类，以挽危急。此为热扰心神之极者，故曰"皆属于火"。

十四、诸暴强直，皆属于风

本条症状为暴、强直，病因为风。

暴，形容发病之突然与病势之危重。强直，即颈项强直、四肢僵硬、角弓反张等，这些症状在《金匮要略》称为痉证，分刚痉与柔痉。刚痉由外风所致，柔痉系内风引发。刚痉属外感，柔痉为内伤。外感之痉，起病急骤。内伤之痉，发展稍缓，但证情同样严重，而且具备风的特征。而本条证候起病骤急，当属外感所致，由外邪袭伤而骤发强直症状者。如小儿脐风（破伤风），也包括热病邪犯营血，病入厥少，热极生风而致的抽搐者。风性善动，正由于本证发病骤急、病情进展迅速、症状变化多端，具有动的特征，因此皆属于风。但脐风属于外风袭入，热病中出现强直症状为热极生风所引发，属于内风范畴，二者治法不同，一个由内，一个由外。

十五、诸病有声，鼓之如鼓，皆属于热

本条所述症状是在人体的某个部位，以手叩之有声，声如鼓音，病因为热。人体各部以手叩之有声者，唯有胸腹部。中医在诊断臌胀证时也采用以手叩击腹部，听其声音的诊法。响亮如鼓声者，为无形气滞，属气臌；音低而沉闷者乃有形邪积，为水臌、血臌、虫臌之类。

本条症状为叩之有声，声如鼓音，系中空无物之特征，常见于气臌。气臌由肝失疏泄，气滞失运，结于腹中，引起腹胀，甚者腹大，病邪为郁结之气，其证为实，但未必属热，治疗方药有柴胡疏肝散合苏合香丸，药性偏于辛温，符合"藏寒生胀满"之经旨，故"皆属于热"的热字，也不应纯作热邪、热证解释。

十六、诸病胕肿，疼酸惊骇，皆属于火

本文提到的症状有胕肿、疼酸、惊骇，病因为火。有的医家将这里的胕肿理解为足背浮肿。张景岳把胕肿解释为全身性浮肿。临床中出现足部浮肿，伴有酸痛，因此出现惊骇不安之状者，如丹毒（急性淋巴管炎），热痹（急性痛风性关节炎、急性风湿性关节炎）等，这些证候除了局部（足部）肿痛以外，往往兼有患处皮肤红肿热痛，由于疼痛剧烈，拒按，往往会出现惊骇不安之状。上述证候属于阳证、实证，且为热之甚者，热之极便是火，故曰"皆属于火"。

这个胕肿，不能理解成全身肿，也不能理解成足背肿。我们应该理解成有红肿热痛的地方，我们想想丹毒、痛风、风湿热痹就可以理解。在《医门推敲·壹》里有八妙痛风汤，是在四妙汤的基础上加减，专门治疗痛风和风湿热痹的。

我前几年治过一例丹毒患者，西医说要截肢，明显有红肿热痛，甚至发黑，这是瘀堵了，我当时用八妙痛风汤合桃红四物汤加减，以清热解毒、活血化瘀、通经络为主进行治疗，最后挽救了患者的腿，没有截肢。只要辨证论治，准确下药，西医需要截肢的患者用中医治疗可能不用截肢，可以痊愈的。

十七、诸转反戾，水液浑浊，皆属于热

本条症状有转、反戾与水液浑浊，病因为热。转为扭转，反为角弓反张，戾为曲，即弯曲，水液指小便。

凡出现肢体扭曲，角弓反张而尿黄浑浊者，由热邪引发。在"病机十九条"中论述肢体扭曲、四肢强直、角弓反张症状的有"诸痉项强，皆属于湿"，"诸暴强直，皆属于风"，还有本条"诸转反戾，水

液浑浊，皆属于热"，涉及的病因有湿、风、热三种。湿为阴邪，热为阳邪，风为百病之长，三者的属性不同，引发的症状相类，因此本条原文中所说的"水液浑浊"现象，反映热邪致病症状特点之一。由此可见，"病机十九条"十分强调辨证，必须根据细微的症状变化辨证，才能进行正确的病机分析，进而确立恰当的治则方药，获得良好的疗效。这个水液浑浊，我们把它作为膏淋来考虑，类似西医所说的蛋白尿，常用萆薢分清饮以清热去浊。从用药来看，出现水液浑浊现象，我在临床中常用萆薢、薏苡仁、滑石、泽泻、木通。如果属热，见黄浊的，用萆薢、木通、滑石、薏苡仁来治疗，效果非常好。如果是属寒的，就可以在萆薢、薏苡仁、茯苓的基础上加小茴香、肉桂、桂枝等。

十八、诸病水液，澄澈清冷，皆属于寒

本条无具体症状，只指出水液澄澈清冷，病因为寒。水液，泛指人体排泄的所有液体，澄澈清冷即透明稀薄，与上条水液浑浊之稠厚浓浊对照，作为鉴别证候之寒热虚实的方法。例如，痰热咳嗽者痰稠厚，风寒咳嗽者痰稀白；痈毒的脓液稠黄，阴疽的脓液清稀；月经血色淡而稀者多虚寒，稠厚色深者多为实热；腹泻之大便清稀多水者为虚寒，稠厚恶臭者多属实热；外感鼻塞涕出稠厚者属风热，涕出清稀者多风寒；小便量多清澈为寒，量少混黄属热；带下清稀如水为寒，浓稠色黄为热；呕吐物完谷不化为寒，腐浊酸臭属热等，都是临证时常用的辨证依据。

寒热虚实之阴阳有别，治疗的方法亦不同。本条所指并非一个特定的证候，而是一种辨证方法。"病机十九条"体现了辨证论治在中医治疗中的重要地位。比如说小便，如果夜尿频多，小便清长，属于肾阳虚有寒，我们用缩泉丸合济生肾气丸以温肾阳的方法进行治疗。

如果同样是小便多，但是小便色黄，甚至有刺痛，大便干结，我们用八正散，刚好相反，一热一寒。

十九、诸呕吐酸，暴注下迫，皆属于热

本条症状有呕、吐酸、暴注下迫，病因为热。呕是呕吐；吐酸也就是呕吐酸的东西，或曰返酸；暴者形容起病急重；注是一泻如注，形容泻势之甚，暴注是指严重的急性腹泻，类似于西医的急性肠炎；下迫，是肛门窘迫的症状，如里急后重。急性腹泻，一泻如注，伴有里急后重，以及呕吐、泛酸者，属于实热。

胃统六腑。胃的募穴是中脘，同时中脘又是八会穴里的腑会，从经络上我们也能理解胃统六腑。六腑以通为用，胃气以降为顺，热邪与宿食互结，壅积在胃，胃气不降反而上逆，就出现呕吐、吐酸。热壅肠道，小肠不能受承，大肠无以化物，传导失职引起腹泻，导致暴注下迫。皆为实热之证，故曰皆属于热。可用三黄泻心汤，既治胃家实热之呕吐、返酸，也可通因通用治疗实热之腹泻。

我们花了大量时间把"病机十九条"讲了一遍，一方面让大家知道病机从《黄帝内经》时期就有了，另一方面让大家了解怎么去学习《黄帝内经》，既不是咬文嚼字，也不是凭想象。我们在尊重《黄帝内经》的基础上，也要引申和发展，不能死抠字眼。

《黄帝内经》之后，东汉张仲景著《伤寒杂病论》，其中《伤寒论》部分在《黄帝内经》外感热病病机理论基础上，精辟地阐述了外感病六经病机的变化及其传变规律；《金匮要略》部分则在《黄帝内经》脏腑和六气病机理论的基础上，对脏腑、气血、痰饮等病机进行了系统、深入的论述，并探讨了内科杂病和妇科病证的病机。隋·巢元方的《诸病源候论》是最早而且较完备的病因病机和证候学专著，

其内容涉及内、外、妇、儿等各科疾病。宋朝钱乙著《小儿药证直诀》，归纳了小儿"易虚易实""易寒易热"的病机特点，首次对儿科病机进行了全面阐述。刘完素认为"六气皆从火化"，李杲确立"阴火"的病机概念，朱丹溪倡导"相火论"，提出"阳常有余，阴常不足"，对"六郁"病机进行了阐发。明清时期，温病学派创立了卫气营血与三焦理论，用来阐明外感热病的病机规律，并作为辨证论治的依据，是对中医病机学的重大发展。清·王清任著《医林改错》，丰富了瘀血病机理论。唐宗海著《血证论》，并有"脏腑病机论"专篇，对血证与脏腑病机做出了突出的贡献。

近几十年来，中医病机学得到较大发展，一是病机理论的丰富，如病机层次说、痰瘀同源说、体质病机说等新观点涌现，同时病机学也日趋系统化。二是利用现代自然科学方法和手段来研究中医病机理论，对阴虚、阳虚本质，瘀血病机，五脏病机，特别是对肾虚、脾虚本质的研究等，都取得了可喜的成果。

疾病过程极其复杂，牵涉局部和全身的各个层次，对病机的研究也可以从不同层面和角度进行，从而形成多层次的病机理论。

第一层次是基本病机，病邪作用于人体，正气奋起抗邪，而形成正邪相争，破坏了人体阴阳的相对平衡，从而产生全身或局部多种病理变化。因此，尽管疾病的种类繁多，临床表现错综复杂，各种疾病、各个症状都有其各自的病机，但从总体来说，都离不开邪正盛衰、阴阳失调、精气血津液失常，这就是第一层次的病机理论研究的内容。

第二层次是从脏腑、经络等某一系统来研究疾病的发生、发展、变化的基本规律，称为系统病机，如脏腑病机、经络病机等。

第三层次是研究某一类疾病的发生、发展、变化的基本规律，称为类病病机，如六经病机、卫气营血病机和三焦病机等。

第四层次是研究某一种病证的发生、发展、变化和结局的基本规律，称为疾病病机，如感冒的病机、中风的病机等。

第五层次是研究某一具体证候的发生、发展、变化和转归的规律，称为证候病机，如脾胃湿热证的病机、痰饮蕴肺证的病机、肝气郁结证的病机等。

第六层次是研究某一种症状的发生、发展、变化的病机，称为症状病机，如疼痛的病机、发热的病机等。

病机学中发病机理部分已在发病一章论及，本章主要讨论病变机理中的基本病机和疾病传变机理。基本病机是阐明疾病发生后病理变化的本质，而疾病传变机理是阐明疾病发生、发展过程中演变规律和本质，前者重点是在不同阶段的病理变化，而后者重点是在研究不同阶段病理变化的联系规律，二者不能割裂。

第二节 基本病机

基本病机是指机体对于致病因素侵袭所产生的最基本的病理反应，是病机变化的一般规律。基本病机主要包括邪正盛衰、阴阳失调和精气血津液失常的病理变化，"内生五邪"是在上述病变基础上产生的常见病理状态，有重要临床意义，所以一并介绍。

一、邪正盛衰

邪正就是邪气与正气。邪正盛衰是指在疾病过程中，机体正气的抵抗能力与致病邪气之间相互斗争中发生的盛衰变化。

邪气侵犯人体后，一方面邪气对机体的正气起损害作用；另一方面正气也对邪气产生抗御和祛除作用。邪正双方不断斗争的态势和结果，不仅关系着疾病的发生，而且直接影响疾病的发展和转归，同时也决定病证的虚实变化。从一定意义上说疾病发生、发展的过程就是邪正斗争及其盛衰的变化过程。

（一）邪正盛衰与虚实变化

在疾病发生、发展过程中，正气和邪气两种力量不是固定不变的，而是在不断斗争中发生消长盛衰变化。一般来说，正气增长而旺盛，则促使邪气消退；反之，邪气增长而亢盛，则会损耗正气。随着体内邪正的消长盛衰变化，形成了疾病的虚实病机变化。

1. 虚实病机

《素问·通评虚实论》说:"邪气盛则实,精气夺则虚。"虚和实是相比较而言的一对病机概念。何为实,何为虚? 比如说拿脉的时候脉象有力为实证,无力为虚证。看舌象的话,舌质苍老或者舌质嫩所对应的虚实也是不一样的。

(1)实 是指邪气盛,是以邪气亢盛为矛盾主要方面的一种病理变化。即邪气的致病力强盛,而正气的抗病能力未衰,能积极与邪抗争,故正邪斗争激烈,反应明显,临床上出现一系列病理反应比较剧烈的、有余的证候,称为实证。

实证常见于外感六淫和疠气致病的初期和中期,或由于水湿痰饮、食积、气滞、瘀血等引起的内伤病证。实证较多见于体质比较壮实的患者。临床上,外感病实证常见壮热、狂躁、声高气粗、腹痛拒按、二便不通、脉实有力、舌苔厚腻等症;内伤病的实证则以痰涎壅盛、食积不化、水湿泛滥、气滞血瘀等多种病变多见。

说得简单一点,什么是实证呢? 实证是人的正气比较充足,而邪气也比较亢奋,这两股力量在斗争过程当中反映出来的表现,我们称为实证。相当于打仗时,两股精锐部队狭路相逢,于是,乒乒乓乓打得不可开交,而出现壮烈的场面。如果说有一方特别厉害,占绝对优势的话,不会出现这种壮烈的现象,也不可能形成比较突出的实证。

实证为什么常见于外感病的初期和中期呢? 因为到了晚期,正邪力量悬殊,就不是实证了。而在初期和中期,正邪还在拼命地你争我夺,所以临床表现就比较明显,脉象也会比较有力。我们一般以脉象的有力无力来辨虚实,有力者为实,无力者为虚。

(2)虚 指正气不足,是以正气虚损为矛盾主要方面的一种病理变化。即机体的正气虚弱,防御能力和调节能力低下,对于致病邪气的斗争无力,而邪气已退或不明显,故难以出现邪正斗争剧烈的病理反应,临床上表现为一系列虚弱、衰退和不足的证候,称为虚证。

虚证，多见于素体虚弱，精气不充；或外感病的后期，以及各种慢性病证日久，耗伤人体的精血津液，正气化生无源；或因暴病吐泻、大汗、亡血等使正气随津血脱失，以致正气虚弱，或阴阳偏衰。临床上，虚证常见神疲体倦、面色无华、气短、自汗、盗汗，或五心烦热，或畏寒肢冷，脉虚无力等表现。

虚证要么见于外感病后期，要么见于慢性疾病、消化性疾病等久病以后，久病必虚，出现一系列面色无华、体倦乏力、心悸、气短等不足的表现。说白了，虚证就是人的正气不足，根本没有力量去抵御外邪。就好似两个国家，一个国家没有精锐部队，而另一个国家派出精锐部队来攻打，力量弱的国家根本没有还手之力，任其蹂躏，这就是虚弱的现象。虚证我们一般得补，增强体质，增强自身的免疫力，发展自己的精锐部队，用这样的方法去打败敌人，而不是一味地去拼。

2. 虚实变化

邪正的消长盛衰不仅可以产生比较单纯的虚或实的病理变化，而且在某些病程较长、病情复杂的疾病中，还会出现虚实之间的多种变化，主要有虚实错杂、虚实转化及虚实真假。

（1）虚实错杂 指在疾病过程中，邪盛和正虚同时存在的病理状态。

邪盛正伤，或疾病失治、误治，以致病邪久留，损伤人体正气；或因虚体受邪，正气无力祛邪外出；或本已正虚，又兼内生水湿痰饮、瘀血等病理产物凝结阻滞，都可形成正虚邪实虚实错杂的病变。虚实错杂又有虚中夹实和实中夹虚两种情况。

①虚中夹实：是指病理变化以正虚为主，又兼有实邪为患的病理变化。如脾虚湿滞证，由于脾气不足，运化无权，而致湿邪内生，阻滞中焦。临床上既有属脾气虚弱的神疲肢倦、食欲不振、食后腹胀、大便不实等；又兼见属湿滞病变的口黏、脘痞、舌苔厚腻等症状。本

来是以脾虚为主的情况，但是，由于脾虚之后生痰湿，痰湿又能引起一些实证现象。所以是虚中夹实，以虚为主。内伤疾病的水湿痰饮、食积、气滞血瘀等都是实证。水湿痰饮治疗的根本应该以健脾补虚为主。产生了湿，我们就化痰湿，就是将痰湿水饮化掉。如果有痰湿凝结的情况，还要加软坚散结的药。这都是针对实证的治法。但是疾病的根本是脾虚，所以还要健脾。因此，治则需补虚和攻实同时进行，只不过补虚是根本，攻实是表象。

②实中夹虚：指病理变化以邪实为主，又兼有正气虚损的病理变化。如在外感热病发展过程中，由于热邪伤津耗气，可形成邪热炽盛、气津两伤的病证。其表现既有高热气粗、心烦不安、面红目赤、尿赤便秘、苔黄脉数等实热之症，又可见到口渴引饮、气短心悸、舌燥少津等津亏气虚之症。

比如外感温病的一些热证就是实中夹虚，因为外感温病或疠气在初期或中期温热之邪太盛，会出现热比较明显的实证，但热邪伤了津，耗了气，又会出现虚证。所以治疗时，我们既要攻实，又要加西洋参、石斛、太子参来益气养阴。

（2）虚实转化 指在疾病过程中，由于邪气伤正，或正虚而邪气积聚，发生病机性质由实转虚或因虚致实的变化。

①由实转虚：指疾病或病证本来是以邪气盛为矛盾主要方面的实性病变，继而转化为以正气虚损为矛盾主要方面的虚性病变的过程。实热证大量耗伤阴气之后，可转化为虚热证。比如白虎汤证，本是气分有热，应用白虎汤本应中病即止，如果用多了，就会伤胃阴，最后导致胃阴亏损，这时候就不能用白虎汤，而要用益胃汤。

②因虚转实：指病证本来是以正气亏损为矛盾主要方面的虚性病变，转变为邪气盛较为突出的病变过程。如气虚无力运血，可致瘀血形成，转化为瘀血内阻的实证。比如，补阳还五汤治疗气虚血瘀型中风后遗症，本来是气虚的，属于虚证，但气虚后导致了瘀血内停，形

成了实证，那我们得大剂量补气，还得化瘀。又比如因胃肠无力而致的食积，因为食物堵在肠胃出现便秘或者泄泻，就要用保和丸。再比如气滞，气行不畅堵在胃或肠，我们用木香顺气丸。又比如脾虚无力运化，水湿痰饮凝聚形成囊肿、痰核，我们要用软坚散结的大贝、牡蛎等。

（3）虚实真假　指在某些特殊情况下，疾病的临床表现可出现与其病机虚实本质不相符的假象，主要有真实假虚和真虚假实两种情况。

①真实假虚：是指病机的本质为"实"，但表现出"虚"的临床假象。一般是由于邪气亢盛，结聚体内，阻滞经络，气血不能外达所致，故真实假虚又称为"大实有羸状"。如热结肠胃，腹痛硬满，发热汗出，而见泻下稀水臭秽，《伤寒论》称为"热结旁流"，病机属真实假虚。说白了，就是有实热结于肠胃，但它堵在肠胃，反倒出现泻下的情况，好像虚证，实际泄泻是一种假象，真正的病机是热结肠胃，出现的旁流是假象。我们只需要将结于肠道的实热泻掉，那旁流就会自然而然地解决。用大承气汤。这种用泻下的方法治疗泻下，称为通因通用。

另外，妇女因瘀血内阻而出现的崩漏下血，也属此类。瘀血属于实证，但崩漏下血好像是虚证，这是真实假虚。这时如果用补益气血、收敛止血方法，这就是大错特错了。因为崩漏是由瘀血引起的，应该活血化瘀来止血。可以用将军斩关汤或《医门推敲·壹》里的止血如神汤来治疗，这都用的是通因通用，也属于真实假虚。

②真虚假实：是指病机的本质为"虚"，但表现出"实"的临床假象。一般是由于正气虚弱，脏腑经络之气不足，推动、激发功能减退所致，故真虚假实证又称为"至虚有盛候"。

如脾气虚弱，运化无力，可见脘腹胀满、疼痛，这些症状是假实症状。因为一般情况，胀满疼痛属于实的症状，现在主要原因是脾运化无力，气虚之后形成的一种虚性胀满。这个时候就不能用治疗实证的方药，必须得用虚证的方药，以补脾气为主，如四君子汤。治疗脘腹胀满只要稍微加一些行气的药就行了，如异功散。异功散以四君子汤来补脾，加陈皮来除胀满。

再如，老年人大病久病，因气虚推动无力而出现的便秘。便秘本来是实证，但它却是由于虚引起的，属于真虚假实。用黄芪汤治疗，大剂量的黄芪做君药，加一点陈皮，加一点蜂蜜。老年人阳虚引起的便秘，用济川煎。便秘表面上是实证，但是有些其实是真虚假实。

3. 本虚标实

我补充一个本虚标实。为什么要单独拿出来说呢？因为本虚标实在临床中很常见。比如，肝肾亏虚引起的肝阳上亢，见头晕、头痛、头胀甚至中风，头晕、头痛看起来是实证，但是它的根本原因在于肝肾亏虚。本来是虚证，表现出来的是实证。由于它有上下之分，肝肾亏虚于下，而肝阳上亢于上，就形成了本虚标实，也可以说成上实下虚的一个证型，代表方剂是镇肝息风汤。镇肝息风汤的君药是怀牛膝，为什么君药不是代赭石或者其他镇肝阳的药，而是一个补肝肾的药呢？根本原因就是镇肝息风汤是治疗肝肾亏虚于下，肝阳上亢于上的本虚标实、上实下虚证的。

4. 上虚下实

我们再补充一下上虚下实。比如，曾经遇到过由于肺的气阴两虚而引起的便秘，这个便秘病人用了好多方法都没有效果，最后我们考虑肺与大肠相表里，便秘是种实证，责之于下焦，但是病人是由于肺气阴两伤而导致的便秘，我们通过清燥救肺汤益气养阴来治疗，获得良好的治疗效果。说白了，它的病因是上焦的虚，表现出来的是下焦的实（便秘），这就叫上虚下实证。

5. 外虚内实

接下来，再引申讲一下外虚内实。外虚内实是表面有虚，而内有实的一种征象。比如由于肝郁引起的四肢厥冷，我们用的代表方是四逆散。病人手脚冰凉，四肢厥冷，看起来是虚寒，但内部其实属于实证。肝郁之后，气机瘀滞，阳气被遏制不能达于四肢，所以四肢怕冷，能不能用附子、干姜、肉桂去温阳呢？非也，我们应该用疏肝的方法，肝气疏通之后，阳气自然而然达到四肢，手脚冰凉就会得到改善。怎么辨证呢？由于肝郁，所以很可能有脾气大、有肝火、胁痛等实证表现。虚是在表面，而实是在内部，就是外虚内实。

6. 外实内虚

既然有外虚内实，那肯定也有外实内虚。比如气虚发热。发热看起来是实的反应、火的表现。但是如果他的根本原因是气虚引起的发热，有纳差、无精打采这些虚象，我们就可以理解成表实内虚。可以采用甘温除热的方法，用补中益气汤来补气治疗。当然还有血虚发热，可以用四物汤、归脾汤等。通过补内部的虚而治表面的实。

关于虚实就讲这么多。总之，在疾病的发生和发展过程中，病机的虚和实是相对的，由实转虚、由虚转实和虚实夹杂，常常是疾病发展过程当中的必然趋势。因此，在临床上，不能以静止的、绝对的观点来对待虚和实的病理变化。而应以动态的、相对的观点来分析虚和实的病机，特别是在有虚实真假的特殊情况时，必须要透过现象看本质，才能不被假象所迷惑，真正把握住疾病的发展变化，这样才能屡起沉疴，决胜千里之外，运筹帷幄之中。普通医生和高明的医生的区别就在于能不能够透过一些假象，来看到问题的实质、问题的关键。在众多临床表现中敏锐地判断哪些是假象，哪些是真象，这也是中医辨证论治的核心思想，只有将辨证论治的核心思想掌握清楚了，才有可能成为高手。掌握几个秘方，那是绝对成不了高手的。

（二）邪正盛衰与疾病转归

在疾病的发生、发展过程中，由于邪正双方的斗争，其力量对比在不断地发生消长盛衰的变化，这种变化对疾病转归起着决定性的作用。一般而论，正胜邪退，疾病趋向于好转和痊愈；邪盛正衰，则疾病趋向于恶化，甚则导致死亡；若邪正力量相持不下，则疾病趋向于迁延或慢性化，也就是转化成了慢性病。比如，外感寒邪之后，太阳经证不解，寒邪入肺，在肺部留成伏寒，又采用了不正确的治疗手段，或者用西医抗生素之类，寒邪并没有被驱除，就变成了慢性咳嗽或者哮喘，这种情况实际是邪正力量相持不下，互有胜负，由于治疗不当，虽然症状暂时得到缓解，以后再感受风寒，就会出现慢性、寒性咳嗽或者哮喘。一旦变成慢性疾病，西医是很难治疗的，但在中医，这种伏邪在肺的寒性咳嗽，可以用小青龙汤去麻黄，几剂药基本可以根治。当然也不是所有这种病都用小青龙汤去麻黄根治。有的人是感受风热后，每遇风热会咳嗽，就是寒热不一样，那么所用的方药又不一样，我们将肺上的伏热去掉就可能解决。比如在《伤寒论》里面，有一个栀子豉汤可以治疗伏热在肺和胸部引起的慢性咳喘，有医家曾经用栀子豉汤根治过这种对热"过敏"的慢性咳嗽或哮喘。

关于邪正盛衰与疾病的转归，分成四个部分讲解。

1. 正胜邪退

正胜邪退，指在疾病过程中，正气奋起抗邪，渐趋强盛，而邪气渐趋衰减，疾病向好转和痊愈方向发展的一种病理变化，也是在许多疾病中最常见的一种转归。这是由于患者的正气比较充盛，抗御病邪的能力较强；或因邪气较弱，或因及时正确的治疗，邪气难以进一步发展，致使病邪对机体的侵害作用消失，脏腑、经络的病理性损害逐渐康复，机体的阴阳两个方面在新的基础上又获得了相对平衡。这种正胜邪退是临床中最为常见的。

比如外感表证，从六经来讲是在太阳经，风寒表实用麻黄汤，风寒表虚用桂枝汤，风热用银翘散，恰当地辨证论治，很快就能够解决，这个是正胜邪退的一种表现。

如果正未胜邪，邪入里了，就由太阳证转到少阳证、阳明证，甚至出现太阳阳明合证、少阳阳明合证等，需用大柴胡汤、小柴胡汤之类。入里变成少阳证了，很多西医学中医的人认为是上呼吸道感染或者咳嗽，就开小柴胡汤，这是不全面的，小柴胡汤可以兼有表证。口苦咽干、胁痛，寒热往来三者出现一两个的时候适合用小柴胡汤，就是有明显的口苦咽干，有寒热往来，或者说只有口苦咽干，只有寒热往来也可以变化加减用。

2. 邪去正虚

指在疾病过程中，正气抗御邪气，邪气退却而正气大伤的病理状态。多因邪气亢盛，正气耗伤较重；或正气素虚，感邪后重伤正气；或攻邪猛烈，正气大伤所致。

此时的病机特点是邪气已退，对机体的损害作用已消失，但正气被消耗的状况有待恢复。邪去正虚多见于重病恢复期，其最终的转归一般仍然趋向好转、痊愈。也就是说邪去正虚是在疾病过程当中，虽然邪被赶走了，但是两败俱伤了，正气也虚了。比如，温病侵袭人体，温病是很猛烈的，也具有传染性。如果这个人体质比较强壮，在与温病斗争的过程当中病邪被抵抗出去了，但是自己消耗太大，出现了虚象，这种邪去正虚的情况，我们在治疗中以补虚为主，因为此时邪气已经去掉，因自身抵抗力低而出现的正虚。

还有由于攻伐太猛，比如得了温病后，用大剂量清热药攻伐，可能伤了气阴，这个时候邪去了，我们用药仍然是益气养阴为主，而不能祛邪！

3. 邪胜正衰

邪盛正衰指在疾病过程中，邪气亢盛，正气虚弱，机体抗邪无力，疾病向恶化、危重，甚至死亡方面转归的一种病理变化。这是由于机体的正气虚弱，或邪气炽盛，或失治误治，机体抗御病邪的能力日趋低下，不能制止邪气的侵害，机体受到的病理性损害日趋严重，病情因而趋向恶化和加剧。

若正气衰竭，邪气独盛，脏腑经络及精血津液的生理功能衰惫，阴阳离决，则机体的生命活动亦告终止。例如，在外感病过程中，出现"亡阴""亡阳"，即是正不敌邪，邪盛正衰的典型表现。可见邪盛正衰是一种不好的转归。我们抢救亡阴、亡阳证的话，可以用针灸或中药的方法。亡阳证是阳没了仅只有阴，抢救的方法是在神阙、关元穴隔盐灸或者隔姜灸，回阳。方药用参附汤，人参、附子鼓动心肾之阳气。亡阴证刚好相反，是阴没了只有阳，病人处于一种绝对亢奋的状态，脉会非常数，流热汗，治疗方法是马上在十指八宣放血，中药用凉开的安宫牛黄丸、紫雪丹、至宝丹，凉开三宝。

4. 邪正相持

邪正相持，指在疾病过程中，机体正气不甚虚弱，而邪气亦不亢盛，邪正双方势均力敌，相持不下，疾病处于迁延状态的一种病理变化。此时，由于正气不能完全祛邪外出，病邪既不能消散，亦不能深入，稽留于某一部位，又称为"邪留"或"邪结"。一般说来，邪气留结之处，即是邪正相搏病理表现明显之所。疾病则随邪留部位的不同而有不同的临床表现。我刚才说的小青龙汤去麻黄也好，栀子豉汤也好，其实际就是处于这种留邪状态，它既没有彻底摧毁你，也没有跑走，所以我们称它为"邪留""邪结"或者"伏邪"，埋伏在这个地方。

若正气大虚，余邪未尽，或邪气深伏伤正，正气无力祛除病邪，致使疾病处于缠绵难愈的病理过程，被称为正虚邪恋。正虚邪恋可视为邪正相持的一种特殊病机，一般多见于恢复后期，且是多种疾病由急性转为慢性，或久治不愈，或遗留某些后遗症的主要原因。如中风偏瘫，就是西医说的脑溢血，急性期倒地，这时候得抢救，中医用针灸、方药治疗，代表方有镇肝息风汤、羚角钩藤汤、天麻钩藤饮、大秦艽汤、小续命汤等，但是目前大多中风急性期采用西医治疗，很多人会留有后遗症，通过纯西医手段能恢复到一定程度，最后还是要到理疗科或者中医科调理。这种情况就是大病之后，正气大虚，余邪未尽。如果由于正气大虚而血瘀，我们可以用补阳还五汤；如果是风寒阻络可以用真方白丸子；如果是痰瘀胶着，可以用双合汤。总体来说变成慢性病后都会是虚实夹杂，偏向虚证。中风偏瘫后遗症，针灸和中药配合使用要强于西医的治疗方法。

邪正相持阶段，仍然存在于正邪的消长盛衰变化，从而形成疾病阶段性的邪正对比变化。例如，疾病处于正虚邪恋阶段，由于种种原因，正气渐复，但邪气亦盛，可表现为正邪相争的实证，而后邪退正伤，又复见正虚邪恋的虚证或虚实夹杂证。可见邪正相持的态势具有不稳定性，可因正邪的盛衰变化而发生向愈或恶化的转归。

我们仍然以中风偏瘫为例，中风偏瘫大多都属于虚实夹杂证，瘀血、痰湿都属实证。但是，产生瘀血、痰湿的病因不一样，虚实都有可能，如果瘀血是由气滞血瘀引起的话，那就属于绝对的实证；但如果瘀血是由气虚推动血液无力而导致的，这是本虚标实，补气是治本，化瘀是治标，代表方剂是补阳还五汤。补阳还五汤里面的黄芪可以用到120g，因为它治其本，补阳还五汤里的活血化瘀药药量相对少，所以这个方子明确表明了是以补气为主，以化瘀为辅，刚好对应病机，这样就可以理解补阳还五汤跟桃仁四物汤、少腹逐瘀汤、血府逐瘀汤的不同了。少腹逐瘀汤、血府逐瘀汤、膈下逐瘀汤、身痛逐瘀汤都是用于有瘀滞的实证；补阳还五汤属于虚证，本虚标实。

二、阴阳失调

阴阳失调，是指在疾病的发生发展过程中，由于各种致病因素的影响，导致机体的阴阳双方失去相对的平衡协调，而出现的阴阳偏胜、偏衰、互损、格拒、亡失等一系列病理变化。一般而言，邪盛正衰是虚实病证的机理。阴阳失调，是寒热病证的病机。二者在阐释疾病的发生、发展及转归机制时常联合应用，互为羽翼。

阴阳失调，我们分为阴阳偏胜、阴阳偏衰、阴阳互损、阴阳格拒和阴阳亡失五部分。接下来我们就具体阐述一下。阴阳失调这一节非常重要，对脏腑辨证、八纲辨证都起到了纲领作用。

（一）阴阳偏胜

阴阳偏胜，指人体阴阳双方某一方过于亢盛的病理变化，属于邪气盛则实的实性病机。就邪气性质而论，病邪侵袭人体多同气相求。阳邪侵犯人体可导致机体阳偏胜，阴邪侵犯人体可以导致机体阴偏胜。正所谓阳盛则热，阴盛则寒，故阴阳偏胜必然导致机体寒热变化。由于阴阳的对立制约，一方偏胜必然制约另一方，使之减弱。

阳偏胜伤阴，可导致阳盛兼阴虚，进而发展为阴虚的病变。阴偏胜伤阳，则可导致阴盛兼阳虚，进而发展为阳虚病变。因此《素问·阴阳应象大论》里面说："阴盛则阳病，阳盛则阴病。"这是什么意思呢？阴偏胜伤阳可以导致阴盛兼阳虚，进而发展为阳虚病变；阳偏胜伤阴可致阳盛兼阴虚，进而发展为阴虚病变。下面就分别解释阳盛则阴病，阴盛则阳病。

1. 阳偏胜

阳偏胜，指机体在疾病过程中阳气病理性偏胜导致机体亢奋，反应性增强，热量过盛的病理变化。一般而言其病机特点多表现为阳盛，而阴未虚的实热证。我在庸胜堂讲阴阳的时候，为了让大家更深刻地理解什么是阴阳，什么是阳偏胜，什么是阴偏胜，什么是阳虚，什么是阴虚，什么是实火，什么是虚火，什么是实寒，什么是虚寒，画了一个示意图（图2-1），大家应该都有印象。画的图可以形象地表现阴阳偏胜或者偏衰所导致的结果，行之有效地指导临床。

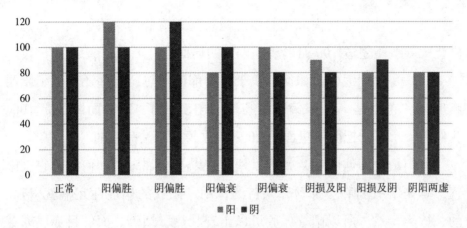

图 2-1　阴阳平衡与失调示意图

　　如果我们假定，人体阴阳平衡时是阳有 100，而阴也有 100，当然阴阳永远在一个动态平衡当中，而且它们也不一定完全相等，我们只是用这个图来表达阴阳之间的偏胜关系，方便理解。如果任何一方高于 100 或者低于 100，我们都认为它是不正常的。什么是阳偏胜呢？就是由于某些原因导致阳超过了 100，假定是 120，而阴仍然是 100，这时阴阳之间就出现了一个多，一个少，我们就称为阳偏胜。

　　阳偏胜在临床上表现为阳实的实热证。一般可见舌红、苔黄、脉数，治疗方法是泄热。就是说，要把这多余的 20 个阳想办法去掉，使人体恢复正常状态下的阴阳平衡，阴阳各是 100。

　　我们看一下阳偏胜的原因。阳偏胜多由于感受温热阳邪或因感受阴邪而从阳化热；也可由于情志内伤五志过激而化火，或因气滞血瘀、食积等郁而化热。说白了，阳邪如果可从外界来，则多因感受阳邪；阳邪如果从内生，多与气机郁结化火有关。比如风热感冒可能会出现阳偏实，就是阳超过了正常水平，我们用银翘散，想办法把这 120 个阳里面的 20 个阳去掉，使之重新达到阴阳平衡。由于他是外感病，所以脉象是浮数，如果是内生热盛的话，脉就不一定是浮数了。

　　再看情志内伤五志化火。比如肝郁气滞化火，也可以形成阳偏胜的情况。肝郁脾虚化火，我们用丹栀逍遥丸疏肝健脾清肝火，这是内生化火导致阳超过 100 而形成阳偏胜的局面。

如果是食积呢，比如饮食积于胃肠郁而化热，有些还形成了阳明腑实证。它也是一种阳偏胜，肠道的阳变成了 120，而阴还是 100。我们用大承气汤把肠道里面的 20 个阳去掉达到治疗目的。

我们量化阳偏胜后，就可以理解它以及在临床中如何治疗它。阳气，本来就有温煦、推动、兴奋的作用，阳气的病理性亢盛就以热、动、燥为特点。所以阳气偏胜可以出现壮热、烦渴、面红目赤、尿黄便干、苔黄脉数等。它出现在不同的脏腑，就产生不同的临床表现。

阳气亢盛对阴气和津液的制约太过，所以说阳盛则阴病，就是阳盛耗伤阴气和津液，阳盛之初对阴气和津液的损伤不明显，出现的是实热证。如果病情发展，阳气亢盛且明显耗伤机体的阴气和津液，则从实热证转化成阴虚津亏证，若阴气大伤，则可由实转虚而发展为虚热证。

我们都知道阳明腑实证用大承气汤。阳明有热，导致肠道津亏，到后期出现津伤而便秘。这种津伤便秘日久，由最开始的舌红苔黄、脉数，慢慢变成了舌红少苔、脉细数，这时候我们就不能用大承气汤治疗这种便秘了。由于阳气灼烧津液，肠道的津液受损，这个时候我们要增水行舟，用增液汤来进行治疗。

阴气大伤，病由实转虚而发展成为虚热证，这也不难理解。阳邪在患病初期没有伤阴，表现为阳实证，现在人体内有 120 个阳，100 个阴，但是你不管它，没有用泄热的方法把这 20 个阳去掉，阳的力量太强大了，久而久之，这 120 个阳把 100 个阴伤掉了，让这 100 个阴变成了 80 个阴，就成阴虚了。比如白虎汤证，本来是气分有热，胃中有胃火，你长期不治它，很有可能变成胃阴亏。从胃的气阴两伤变成胃虚热。也就是说，白虎汤证长期不治，很有可能变成益胃汤证。益胃汤是养胃阴嘛。

2. 阴偏胜

指机体在疾病的过程中出现的一种阴气病理性偏胜导致机体功能抑制、热量耗伤过多的病理变化。一般来说，其病机特点多表现为阴盛而阳未虚的实寒证。

这跟我们刚才讲的阳偏胜是一样的，只不过一个是阳多了，现在所讲的是阴多了。我们看图 2-1，阳是 100，是正常的，阴由于某种原因变成了 120，就是阴偏胜。阴多了表现出来的就是一种冷，这种冷是由于阳正常而阴偏实产生的，实就是多，我们称为实寒证。可见舌淡苔白、脉紧或迟而有力，有力无力辨虚实。我治疗方法就是驱寒，去掉多余的 20 个阴，就那么简单，和刚才阳偏胜一模一样，仅仅是阴和阳换了个位置而已。

形成阴偏胜的主要原因多是感受寒邪、阴邪或过食生冷、寒邪中阻等。比如外寒入侵的风寒感冒就是典型的外感风寒表实证，舌淡苔白脉紧，用麻黄汤通过发汗的方法将入侵到人体的多余的 20 个阴赶走，使之变成正常的 100 个阳和 100 个阴。麻黄汤可以和刚才的银翘散作一个对比，一个是治实热，一个是治实寒。

阴气具有凉润、抑制、宁静等作用。阴气的病理性亢盛，以寒、静、湿为其特点，可见形寒肢冷、倦卧、舌淡而润、脉迟等。阴气亢盛则过度制约阳气，所以说阴盛则阳病。即阴盛则损伤阳气而致阳虚。由于阴寒内盛多伤阳气，故在阴偏胜之时，常伴有程度不同的阳气不足，形成实寒兼阳虚证。若阳气伤多了，疾病可以由实转虚，发展为虚寒证。比如外感寒邪直中胃，那么外寒伤胃，引起胃痛，这时胃的阴是 120，胃的阳是 100，这就是胃的实寒证，代表方是良附丸。用高良姜祛除胃部的实寒。生姜祛表寒，高良姜祛胃上实寒更有针对性。

但是，如果外寒入侵胃部，没有通过正确的治疗方法解决祛除这20个阴寒的话，久而久之，就会伤胃阳，胃阳变成80，出现了胃阳虚。胃阳虚的时候，单纯祛除胃实寒已经不够了，我们还要补胃阳，把被胃阴伤掉的20个阳补起来，使之变成正常的阴阳平衡。胃上100个阳被120个阴伤成80个阳的这种胃阳虚，称为虚寒证。

通过胃，可以推到脾、肺、肾等，都有可能阳虚。比如吃生冷的东西，可能变成脾阳虚、胃阳虚，所以建议大家不要吃生冷的东西，不然可能产生脾阳虚、胃阳虚，最后出现便溏、怕冷等。

（二）阴阳偏衰

阴阳偏衰，指人体阴阳二气中某一方虚衰不足的病理状态，属于"精气夺则虚"的虚性病机。由于阴阳双方存在对立制约的关系，因此，当阴或阳一方虚衰时，必然无力制约另一方而导致对方相对偏胜。请注意是相对偏胜，不是绝对的，绝对偏胜是我们刚才讲的阴阳偏胜，超过了正常水平的。阴阳偏衰就是一方虚了，另外一方没有实，从而形成的阳虚则阴盛，我们也可以在上面加两个字，叫阳虚则阴"相对"过盛。阳虚则寒可以加一个字，阳虚则虚寒，因为是由阳虚而导致阴相对过盛，而表现出来的寒，我们称为虚寒。阴虚则阳亢，这个阳亢也是相对过亢，也就是说，阳相对于阴来说多了，但是他本身又不是比正常水平高，没有超过100，所以阴虚则阳亢，这个阳亢的前面要加"相对"。那么阴虚则热，是阴虚了之后阳相对过多，表现出来的是阳的性质。所以，阴虚则虚热，可以在前面加个虚字。

1. 阳偏衰

阳偏衰是阳虚，指机体阳气虚损，温煦、推动、兴奋等作用减退，出现功能减退，或者是衰弱，代谢减缓、产热不足的病理变化。一般来说，其病机特点多表现为机体阳气不足，阳不制阴，阴气相对亢盛的虚寒证。也就是说，阳现在如果只有80，阴有100，阳相对于阴少了20，所以表现出来的是阴的特性。这种情况我们称为阳偏衰，在临床当中叫阳虚，阳虚则寒，是一种虚寒。一般会表现为舌淡、苔白、脉迟无力，治疗方法是补阳，将缺少的20个阳补起来，让它重新回到100个阳，100个阴的正常水平。在不同脏腑，就有不同的补阳方法，比如脾阳虚，我们用附子理中丸把这20个脾的阳补起来。肾阳虚，可以用右归丸，把虚掉的20个肾阳补起来，当然也可以用桂附地黄丸、金匮肾气丸。但我个人认为补肾阳，用右归丸会更好一些。金匮肾气丸和桂附地黄丸是在六味地黄丸的基础上加减而来，说温阳更贴切，补阳是针对肾。还有一些药物，比如补骨脂、菟丝子、肉苁蓉、巴戟天、鹿茸、海马，他们都能够补肾阳，也叫壮阳。

形成阳虚的主要原因是先天禀赋不足，或者后天失养，或者劳倦内伤，或者久病损耗了阳气。人体阳气虚衰，突出表现为温煦、推动和兴奋功能减退。比如脾阳虚会便溏，就是脾阳虚后导致温煦作用减退，大便不成形就溏便。比如说肾阳虚之后，肾阳的兴奋功能会减退，在男性会表现为阳痿，在女性可能会表现为月经推迟、宫寒不孕或者性冷淡等。这是兴奋功能减退，是一种阳虚。这就是为什么我们用鹿茸、海马补肾阳，能够治疗男性性功能减退，特别是阳痿。对于女性来说，肾阳虚导致的月经推迟、宫寒不孕、手脚冰凉、性冷淡，我们仍然可以用鹿茸、海马补阳，让其兴奋功能增强，达到治愈肾阳虚所引起的各种疾病的目的。

由于阳气的温煦功能减弱，人体热量不足，难以温暖全身而出现畏寒肢冷等症，我们叫虚寒，即阳虚则寒。这个比较简单，不管是脾阳虚还是肾阳虚都有可能导致手脚冰凉。由于阳气推动作用不足，经络、脏腑等组织器官的功能活动也因此减退，加之温煦不足，血液凝滞，津液停滞而成水湿痰饮。这个我们解释一下。比如脾阳虚产生水湿痰饮，因为脾阳虚后运化无力，加之温煦不足，那么水湿津液停滞形成水湿痰饮，甚至出现水肿，这是非常常见的。所以，脾阳虚引起的水湿痰饮，我们得健脾温阳，用实脾饮。下面说肾阳虚。好多女性朋友都会出现痛经，痛有不通则痛、不荣则痛几种痛法。肾阳虚会导致宫寒，子宫里温煦不足，血液凝滞而瘀血阻滞子宫，月经来时不通则痛，而出现痛经。这种痛经我们主要是以温肾阳、暖子宫为主，少佐一些活血化瘀之品，比如少腹逐瘀汤。少腹逐瘀汤里面有活血化瘀药，也有温阳药，比如小茴香、干姜，都能温宫阳，子宫里的阳气。再有艾附暖宫丸，能够暖宫，温经汤也能够治疗由于肾阳虚宫寒引起的痛经或者是宫寒不孕等症。艾附暖宫丸、温经汤，我们从名字来看，是治疗妇科病的。实际上，虽然男性没有子宫，但是有前列腺啊，也是性器官。如果肾阳虚病机确定，就可以用艾附暖宫丸、温经汤来治疗男性由于肾阳虚引起的前列腺炎、阳痿。前列腺炎是西医的病名，中医叫癃闭，表现为小便方面问题。中医是对证下药，只要证型对了，那么药方就对了。

由于兴奋作用减弱，可见精神萎靡、喜静等症，阳偏衰虽也可以见到面色㿠白、畏寒肢冷、脘腹冷痛、舌淡脉迟等寒象。但还有喜静、倦卧、脉细微的虚象。所以，阳虚则寒与阴盛则寒，不仅在病机上有区别，在临床的表现方面也不同。注意寒证不一定是虚证，阳虚是虚而有寒，而阴偏胜是以寒为主，虚象不明显，是实证。

阳气不足，可发于五脏六腑。比如心阳不足、脾阳不足、肾阳不足，皆可出现虚衰病变，但一般以肾阳虚衰比较常见和重要。肾阳为元阳，人体诸阳之本，所以肾阳虚在阳气偏衰的病机中，占有极其重要的地位。

2. 阴偏衰

阴偏衰即阴虚，是机体阴气不足，凉润、宁静、抑制等功能减退，出现代谢相对增快，机体虚性亢奋，产热相对增多的病理变化。一般来说，其疾病特点多表现为阴气不足，阴不制阳，阳气相对偏胜的虚热证。

我们再回过头来看一下，如果阳有100，阴只有80，就是阴偏衰了。阴偏衰，我们称之为阴虚，也会发热，热是由虚引起的，所以我们称为虚热。临床表现在舌脉上，以舌红少苔或者少津、脉细数为代表，我们治疗的方法是滋阴降火。

形成阴虚的原因多是阳邪伤阴或因五志过极化火伤阴，或久病伤阴。请大家注意，我们刚才在阳偏胜里面讲过，五志过极可以产生阳偏胜，也就是实火。这里我们又说了五志过极可以产生阴虚，这是什么原因呢？很简单，五志过极早期产生的是实火，也就是阳偏胜，但是久了之后实火伤阴，导致阴偏衰而出现阴虚，就是时间段不一样，很简单。

阴气虚衰主要表现为凉润、抑制与宁静功能减退，阴不能制约阳，阳气相对偏亢，从而形成阴虚内热、阴虚火旺和阴虚阳亢等多种病变，表现出虚热及虚性亢奋的症状。比如低热、五心烦热、骨蒸潮热、消瘦、盗汗、舌红少苔脉细数等，即所谓的阴虚则热。阴虚则热与阳盛则热的病机不同，其临床表现也有区别，阴虚是虚而有热，舌红少苔脉细数。那么阳实呢，它的脉象一般不会细，但是也会数，只要有热，脉象都会数，但是不会少苔或者无苔，一般是舌红苔黄、脉数或者洪数或者滑数。

阴气不足可见于五脏六腑，比如肺阴不足，胃阴、心阴、肝阴、肾阴皆可出现阴虚，但一般以肾阴虚为主，因为肾阴为人身诸阴之本。肾阴为元阴，为诸阳之本，肾阳为元阳，为诸阴之本，所以说肾为阴阳水火之宅，在此基础上有命门学说的兴起。

肺阴不足引起的咳嗽，我们用沙参麦冬汤、百合固金汤；由胃阴不足所引起的胃中嘈杂、饥不欲食、胃隐隐作痛等，我们用益胃汤、养胃阴；心阴不足所引起的失眠多梦，我们用天王补心丹；肝阴不足引起的胁痛，我们用一贯煎；肾阴不足所引起的腰膝酸软，我们用六味地黄丸；肾阴不足所引起的早泄，我们用左归丸；肾阴不足引起的更年期综合征，我们用左归丸；肾阴不足引起的腰痛，我们也可以用左归丸。

一句话，肾阴不足用左归丸，肾阳不足用右归丸。因为在左右归丸的组方里，还隐含着阴中求阳、阳中求阴的阴阳关系。

（三）阴阳互损

阴阳互损指在阴或者阳任何一方虚损的前提下，病变发展影响到相对的一方，形成阴阳两虚的病理变化。此时是在阴阳偏衰的基础上，由于阴阳互根互用关系失调所呈现出来的病理变化。由于肾阴肾阳为全身阴气阳气之根本，所谓五脏之阴气，非此不能滋，五脏之阳气，非此不能发。

因此，当脏腑阳气和阴气虚损到一定程度时，必然会损及肾阴肾阳。正所谓，久病及肾，久病必虚。无论哪个脏腑病久了，最后都会损及肾阴肾阳。无论阴虚还是阳虚，多在损及肾之阴阳及肾本身阴阳失调的情况下，才易发生阳损及阴或阴损及阳的阴阳互损病理变化。

1. 阴损及阳

阴损及阳，是指由于阴气亏损累及阳气生化不足，或阳气无所依附而耗散，从而在阴虚的基础上又出现了阳虚，进而发展为以阴虚为主的阴阳两虚病理状态。请大家继续看图 2-1，仍然假设正常的阴阳平衡状态下，阴阳为 100。阴损及阳，是指阴本来就虚了，比如阴只有 80，阴虚久之累及阳气化生不足，所出现的阴损及阳，导致阳也没有正常水平的 100，而变成了 90，这时候我们称之为阴损及阳的阴阳两虚状态。在治疗上肯定是阴阳两补，由于阴虚得更多，阳虚的少一些，所以我们是以补阴为主，补阳为辅。

比如肝阳上亢，其病机主要为肝肾阴虚，水不涵木，阴不制阳的阴虚阳相对过亢的情况。但随着病情的发展，因肾阴亏虚而影响肾阳的化生，而出现了畏寒肢冷、面色黄白、脉沉细等肾阳虚症状，转化为阴损及阳的阴阳两虚证。这个时候就不能单纯补肝肾之阴，还要在里面加上补肾阳之品。本来治疗肝阳上亢用养肝肾之阴之品，然后再辅以镇肝阳的药物，比如镇肝息风汤、天麻钩藤饮。但是如果日久，除了出现肝阳上亢的头晕、头痛，甚至严重的头痛欲裂外，还有腰以下怕冷、小便清长等，从表面上看这是上实下虚证，上面有热下面有寒，实际上是阴阳两虚，阴损及阳的状态，我们在治疗过程中既补肾阴，也要补肾阳，镇肝息风的药也需要。

2. 阳损及阴

阳损及阴，指由于阳气虚损，无阳则阴无以生，从而在阳虚的基础上又导致了阴虚。形成了以阳虚为主的阴阳两虚的病理变化。比如阳虚，设阳为 80，时间久了导致阴无以生，出现了阴也低于正常水平（正常为 100）。

在临床中，有些阳虚疾病的后期可以见到阳损及阴。治疗上我们要阴阳两补，以补阳为主，补阴为辅。比如肾阳亏虚，肾虚出现水肿，其病机主要为阳气不足，气化失司，水液代谢障碍，津液停聚而水湿内生，溢于肌肤。但其病变发展又可以因阳气不足而导致阴气化生无源而亏虚，出现日益消瘦、烦躁不安，甚则阳升风动而抽搐等肾阴亏的征象，转化为阳损及阴的阴阳两虚证。本来肾阳亏损产生的水肿，我们可以用真武汤来治疗，但是由于出现了阴虚，需要在真武汤基础上辅以猪苓汤，猪苓可以养阴。如果出现阴虚生风，一般都与肝相关，肾阴亏损，肝肾同源，乙癸同源，导致肝阴不足，水不涵木而生风，要加补肝肾之阴的药。水肿的后期，有些人出现抽搐这种风证的话，我们要注意是不是阳损及阴了。

阴损及阳或者阳损及阴，最后有可能会出现阴阳两虚，阴跟阳都是 80，几乎持平的状态，这种情况没有以谁为主，虚得差不多，这个时候我们可以均衡地阴阳两补，还要根据临床判断，看是阴虚多一点还是阳虚多一点。

（四）阴阳格拒

阴阳格拒，是在阴阳偏胜基础上，由阴阳双方相互排斥而出现寒热真假病变的一类病机，包括阴盛格阳和阳盛格阴。阴阳相互格拒的机理，在于阴阳双方的对立排斥，即阴和阳的一方偏胜之极，壅遏于内，将另一方排斥、格拒于外，迫使阴阳之间不相维系，从而出现真寒假热或真热假寒的复杂病变。

1. 阴盛格阳

又称为格阳，指阴气偏胜至极，壅闭于里，寒盛于内，逼迫阳气浮越于外的一种病理变化。寒盛于内是疾病的本质，由于排斥阳气于外，可在原有面色苍白、四肢逆冷、精神萎靡、畏寒蜷卧、脉微欲绝等寒盛于内表现基础上，又出现面红、烦热、口渴、脉大无根等假热之象，故称为真寒假热证。

这个阴盛格阳，该怎么治疗呢？请大家注意，这里面有一句话：寒盛于内是疾病的本质。这一句话直接指导我们如何对阴盛格阳下药。也就是说，阴盛格阳所出现的假热证，肯定不能清热，而是祛寒，因为寒盛是疾病的本质。《医门推敲·壹》里的老青龙汤治的就是寒盛于内的真寒假热证，治疗法则是祛寒，根本没有清热。老青龙汤是在小青龙汤基础上去掉麻黄，针对老年性久病及肾或者体虚及肾，肾阳亏损，增加了补肾纳气之品。而其主症里应明确看到脉象尤数、舌苔黄腻等虚热之假象。

2. 阳盛格阴

又称格阴，指阳气偏胜至极，深伏于里，热盛于内，排斥阴气于外的一种病理变化。热盛于内是疾病的本质，由于排斥阴气于外，可在原有壮热、面红、气粗、烦躁、舌红、脉数大有力等热盛于内的表现基础上，又出现了四肢厥冷、脉沉伏等假寒之象，故称为真热假寒证。

阳盛格阴该怎么治疗呢？这里指出阳盛格阴是热盛于内，"热盛于内是疾病的本质"。所以一定要分辨出是不是真的热盛于内，治疗方法以清热为主，或者说根本就不用管假寒证，只要将"热盛于内"这四个字解决，那假寒证就解决了。比如阳盛于阳明，胃和大肠会出现大便干结，甚至热结旁流，发生到极致时会出现四肢厥冷，是阳气结于阳明，将阴气排斥于四肢，而出现的假寒症状，仍然用大承气汤治疗，将阳明之热解决，那被排斥于外的阴气自然就能回收，四肢厥冷就能解决。

关于阳明格拒，本科教材讲到了，这里就不再讲了。但是据我临床的应用和感悟发现关于阴阳格拒，本科教材总结得并不完善。接下来讲一下我在临床当中所碰到的阴阳格拒与大学教材不一致的地方。

教材言，阴阳格拒是在阴阳偏胜基础上，阴阳双方相互排斥而出现的寒热真假病变。请注意，上面明确说了，阴阳格拒是阴阳偏胜的基础之上，也就是说是实证。但是刚才已讲了，阴偏胜或阳偏胜，都是实证，一个实热，一个实寒。阴盛格阳，就是阴的实证来格了阳；阳盛格阴，就是阳的实证来格了阴。在临床中，这种阴阳格拒的情况不仅仅是阴格阳、阳格阴，还存在着自己格自己，也就是说阴可以格阴，阳可以格阳，就是阴虚格阴，阳虚格阳。说白了，就是阴虚的病人本来应该有虚火，应该表现为热象，但是他没有表现出热象，反倒表现为寒象；一个阳虚的病人，他本来表现的应该是寒象，但却表现了热象，跟疾病的本质相反，可以说是自己把自己格了。这是本科教材里没有讲的，我们把这部分内容补充进来，还有临床病案来佐证我的说法。

比如说，有个病人，脉象细数、体瘦，这种情况应该是阴虚有内火，一般瘦人多火是阴虚，又脉象细数，确确实实是有阴虚内火的脉象，但是，此人怕冷，六月的热天要穿厚衣服。一般人会吹空调，甚至多穿一件都嫌热，但此人要穿厚衣服、怕冷、怕吹空调、怕电扇、怕风寒，而且大热天要喝开水，不能喝凉的，因为他太怕冷了。这个表现的本质是阴虚，但是表现出来却是阳虚怕冷。用了多种治疗方法，什么火神派，大剂量附子，越吃越坏。我们采用封髓丹合益胃汤加减。大家都知道，封髓丹是以黄柏为君药，它能坚阴、退热。益胃汤更加是一个治胃阴虚的方，但是吃完这个方药，真的是一剂知，二剂愈，效果非常好。吃了药后就把衣服脱了，不怕冷了。大家考虑一下，他本来阴虚，可又格阴，自己把自己格到外面，就表现出怕冷等阳虚症状，这种阳虚是假的。这种阴虚格阴的情况，在虚证里面是存在的，临床中通过养阴的方法可以治。

再讲一个阳虚格阳的情况。阳虚本为寒证，但是，有一些肾阳亏虚的患者出现的是相反的面红、虚热症状。比如有个人阳虚，冬天受了寒之后却身上发热，脸上也发热，可能有的就变成了冻疮，这种情况能清热吗？不能，仍然是以补阳为主，因为他表现的是假热，是阳虚造成的，要以补肾阳为主，褪去这种假热之象。这是在教材说的真寒假热和假热真寒实证上又有补充，虚证也可以出现真寒假热和假热真寒证。这时候就需要中医基础理论扎实，辨证论治准确，才有可能准确地判断出阴阳格拒是属于实证的格拒，还是虚证的格拒。

（五）阴阳亡失

阴阳亡失，包括亡阴和亡阳两类，指机体的阴气或阳气突然大量亡失，导致生命垂危的一种病理变化。

1. 亡阳

亡阳指机体内的阳气突然发生大量脱失，而致全身功能严重衰竭的一种病理变化。

一般而言，亡阳多由于邪气太盛，正不敌邪，阳气突然脱失所致；也可因汗出过多，吐泻无度，津液过耗，气随津泄，阳气外脱；或由于素体阳虚，劳伤过度，阳气消耗过多所致，亦可因慢性疾病长期大量耗伤阳气，终至阳气亏损殆尽，而出现亡阳。

阳气暴脱，在临床上多见冷汗淋漓、心悸气喘、面色苍白、四肢逆冷、畏寒蜷卧、精神萎靡、脉微欲绝等生命垂危的临床征象。

那么，亡阳为什么会出现冷汗淋漓、心悸气喘、面色苍白、四肢逆冷等征象呢？阳气暴脱，阳接近没了，也就是说只有阴了，那么反映出来的就是阴的一些症状。比如汗，是冷汗，冷对应的就是阴嘛。如果是热汗，那肯定不是亡阳，所以汗的冷和热也能够让大家区分是亡阳还是亡阴。冷汗淋漓、脉微欲绝，这是亡阳的典型的指征。

亡阳证我们该怎么治疗呢？用中医治疗的话，最快就是针灸的灸法，灸关元、命门，用隔盐灸或者隔姜灸，以挽救垂死之亡阳证。另外用中药呢，就是以最快的速度用大火急煎参附汤，人参和附子，也能够挽救亡阳于生命垂危之时。另外，我们还可以用苏合香丸急救，从鼻子里面灌进去。但是我们往往推荐赶快用灸法，这个比较容易，比较快，比较好实施。

2. 亡阴

亡阴是由于机体阴气发生突然大量消耗和丢失，而致全身功能严重衰竭的一种病理变化。

一般而言，亡阴多由于热邪炽盛，或邪热久留，大量伤耗阴气，煎灼津液，或逼迫精液大量外泄而为汗，以致阴气随之大量消耗而突然脱失；也可由于长期大量损耗精液和阴气，日久导致亡阴。

阴气脱失，多可见手足虽温，但大汗不止，烦躁不安，心悸气喘，体倦无力，脉极数。请注意，这个脉是极数的。因为阴虚的脉象是细数，阴虚到了极致，也就是亡阴证，亡阴证的脉会比细数更数，成为极数，特别快，甚至出现躁动不安这种危重征象。亡阴证的大汗不止和亡阳出现的冷汗淋漓有区别，亡阴证出的汗是热汗，因为阴没了，只剩下阳，就表现为热，是一种阳性表现；躁动不安，也是一种阳性表现。

亡阴证，我们可以用生脉散，人参、麦冬、五味子。这种大汗，我们可以用大剂量的枣皮，这是张锡纯在《医学衷中参西录》里面的经典案例，用枣皮急救止汗。当然，我们也可以用龙骨、牡蛎来止汗，如果汗出太多，对于亡阴或者亡阳来说都是不好的。汗流多了，会加速生命的终止，也就是导致死亡。所以无论是亡阴还是亡阳，急救的时候都以汗止为其标准，汗止住了，这个人基本上就被救活了。而脉象呢？亡阳的脉象是脉微欲绝，发现脉慢慢地回来了；亡阴证的脉是极数，我们发现脉慢慢地没那么快了，这时我们可以算是救了这个人一命。

还有一种是阴阳两亡，就是亡阴、亡阳都出现了。阴阳两亡这种情况，我们用的是参附汤合生脉散，人参、附子、麦冬、五味子一起上，阴阳两补。另外，还可以加大剂量枣皮固托，防止由于汗出过多导致阴阳离决，最终出现死亡。

亡阴和亡阳在病机和临床征象方面虽然有所不同，但由于机体的阴和阳存在着互根互用的关系，阴亡则阳无所依附而散越，阳亡则阴无以化生而耗竭，所以亡阴证可以迅速导致亡阳，亡阳证也可以继而出现亡阴，最终导致阴阳离决，精气乃绝，生命活动终止而死亡。所以说，无论是亡阴证还是亡阳证，在生命即将终止的那一刻一定是阴阳两亡，所以我们一般参附汤和生脉散一起上。

综上所述，阴阳失调的病机是以阴与阳之间所存在着的对立制约、互根互用以及相互消长转化等理论来阐释，分析机体一切寒热病证的病变机理。阴阳失调的病机虽然复杂，但其中最基本的病机是阴阳的偏胜和偏衰。阴阳偏胜不仅可以导致对方的亏损，也可以形成阴阳格拒或阴阳转化。阴阳偏衰不仅可以发展为阴阳互损，也可以导致阴阳亡失。

那么关于阴阳失调的病机，基本上就讲完了。在阴损及阳和阳损及阴里面，我们重点提一下左归丸和右归丸。左归丸是治疗阴损及阳的方子，但是其本意是阳中求阴。左归丸以大剂量补阴的药，辅以少量补阳药，以达到阳中求阴之目的。右归丸是以补阳为主，以大量的补阳的药，加少量的补阴药，以达到阴中求阳之目的。所以它们成为后世医家阴中求阳、阳中求阴，或者说是治疗阴损及阳、阳损及阴的代表方剂。

三、精、气、血的失常

精、气、血失常，包括精、气和血的不足及其各自生理功能的异常，精、气、血互根互用关系失常等病理变化。

精、气和血，是构成人体的基本物质，也是人体各种生理活动的物质基础。如果人体的精、气、血失常，必然会影响机体的各种生理功能，而导致疾病的发生。所以，《素问·金匮真言论》说："夫精者，身之本也，故藏于精者，春不病温。"清朝冯兆章在《锦囊秘录》里说："足于精者，百病不生；穷于精者，万邪蜂起。"《素问·调经论》说："血气不和，百病乃变化而生。"但是，精、气、血又是脏腑功能活动的产物，因此脏腑发生病变，也会引起精、气、血的病理变化。所以，精、气、血失常的病机同邪正盛衰、阴阳失调一样，是分析研究各种临床疾病病机的基础。

（一）精的失常

精的失常主要包括精虚和精的施泄失常两个方面。

1. 精虚

精，包括先天之精、水谷之精和二者合化的生殖之精及分藏于脏腑的脏腑之精。先天之精和水谷之精是人体之精的来源。肾精虽为脏腑之精之一，但因其藏先天之精，并受后天水谷之精的充养，故为生殖之精和脏腑之精的根本，因此，精虚主要是指肾精（主要为先天之精）和水谷之精不足及其功能低下所产生的病理变化。说白了，下一代由父母的先天之精融合，又藏于下一代的肾精之中，所以这个精最开始、最原始是禀赋于父母的先天之精，因此我们把肾精称为先天之精。先天之精有赖于水谷之精。我们说肾为先天之本，脾胃为后天之本。水谷之精来源于脾胃，后天之本的精。有了先天之精和后天之精，二精合化而成的精分藏于各脏腑组织器官，变成各脏腑的脏腑之精。我们讲的精，主要以最先天的肾精和后天的水谷之精为主。

肾精禀赋于父母，来源于先天，赖后天水谷之精充养而维持其充盛状态。在生理上，肾精为脏腑之精的根本，具有化生肾气以促进生长发育、生殖，生髓化血，充脑养神等功能。因此，由于先天禀赋不足，或后天失养，或过劳伤肾，以及脏腑精亏不足，日久累及肾等，均能导致肾精不足的病理变化。

肾精不足有多方面的临床表现。比如生长发育不良、女子不孕、男子不育、精神萎靡、耳鸣、健忘、男子阳痿早泄、女子性冷淡，以及体弱多病、未老先衰。

从这一段话，我们就可以知道某些病证的病因了。也就是说，肾精为脏腑之精的根本，而肾精又有赖于后天水谷之精的充养，所以不孕不育也好，阳痿早泄也好，很多证型的治疗是以健脾胃为主，而不是以补肾精为主，原因就是健脾胃可以充养肾精。比如气血两虚的不孕症，我们可能不给她补肾，而是健脾胃、补气血，用炒五仙、八珍汤、人参养荣丸，补后天养先天的方法。当然，我们要确认她确确实实是后天之本不足，生化无源而导致的肾精不足，才能用以补后天来养先天的方法治疗。

再比如耳鸣，肾开窍于耳，耳鸣很多情况是肾虚引起的，我们用耳聋左慈丸来治疗。但是有一种耳鸣，是由于脾虚清气不升引起的，我们用的是补中益气丸加减。如果单纯从脾的角度讲，脾不升清导致大脑无所充而出现的耳鸣，说是后天不能养先天，也未为不可。

水谷之精来源于饮食，是脾胃之气运化水谷而生的，具有丰富营养价值的精微物质，与津液融合，由脾气传送至全身，起到濡养各脏腑、形体、官窍的作用，并能化生气血以维持机体的生命进程。若因脾失健运，或饮食不当等，致使水谷之精乏源或生成不足，形成水谷之精匮乏的病理变化，可以出现面色无华、肌肉瘦削、头昏目眩、体倦乏力等虚弱状态，此时用补中益气汤、参苓白术散、五仙散、四君子汤等治疗。

水谷之精不足无以濡养组织，以及肾精亏耗，皆可导致五脏六腑之精不足的病理变化，其临床表现复杂，随病变所在脏腑而不尽相同。肾是藏精的主要脏器，所以精虚以肾精亏虚最为重要。脾是化生水谷之精的重要脏器，故精虚之源又在于脾。《清代名医医案精华·王旭高医案》里面有这么一句话："治先天当求精血之属，培后天当参谷食之方。"这就是为什么中医会有补土派，因为脾胃乃后天之本，气血生化之源。先天之本肾精有赖于后天之本脾土运化气血，才能够得以充养。所以说，脾土相当重要。在针灸上，我们有固两本的治法，即关元和中脘，关元固先天，中脘固后天。最近流行的腹针就是无论什么疾病，先扎关元和中脘这两个穴位，再配其他穴，对腹针感兴趣的话可以去看看。这一点与我们中医理论是息息相关的。当然，还有很多医家，在固两本基础上，根据情况加减一些穴位。有一些医家用药也是先固两本，然后再调整方药。也就是说，他们将先天之本和后天之本摆在非常重要的位置，然后根据情况辨证论治。我们并不是说所有疾病都这样做啊，只是有这么一个流派，用来说明后天之本和先天之本的重要性，但是不能偏颇。如果后天之本很好，先天之本也很好的病人，不一定要在这两个脏腑上做文章。这个流派的方法对于虚证来说还是不错的。

2. 精的施泄失常

精的施泄一般有两种方式：一是分藏于各脏腑之中而为脏腑之精，二是化生为生殖之精以适度排泄。生殖之精，是在天癸的促发作用下，由肾藏的先天之精在水谷之精的资助充养下合化而成。肾精充沛，肾气充盛，青春期后的男性有排精现象是符合生理规律的。藏精是排精的基础，排精也是藏精的生理功能之一。精的排泄失常，比如排泄过度或排泄障碍，则可出现失精或精瘀等病理变化。

（1）失精　失精，是指生殖之精和水谷之精大量丢失的病理变化。生殖之精大量施泄，必致肾精和水谷之精大量损失而出现失精或精脱的病理变化。精闭藏于肾及其他脏腑中而不妄泄，主要依赖肾气封藏作用与肝气疏泄作用的协调平衡。若房劳过度，就是性生活频繁，有的人性生活不频繁但手淫频繁，只要有排精过程的，包括梦遗、滑精、遗精，都是房劳过度，都能耗伤肾气。当然，我们说精满自溢，适度的输泄是有必要的，但是过度了就不行。或者说久病及肾，累及肾气，或过度劳累，伤及肾气，以致肾气虚衰，封藏失职，生殖之精因过度排泄而成失精或者精脱。素体阳盛，性欲过旺，相火偏亢，内扰精室，肝气疏泄太过，也可致生殖之精排泄过度而成失精或者精脱。所以我们在养生方面要修身养性，可以这么认为，养性其实是养肾。

另外，失精也包括营养物质长期随大小便排泄。如临床常见的蛋白尿、乳糜尿、慢性腹泻等。中医上说，蛋白尿是尿浊、膏淋，也可致水谷之精大量丢失。这多由脾气虚衰，运化失常，或气虚失于固摄所致。脾气虚衰，我们有很多方子，如参苓白术散、四君子汤等。气虚失于固摄，我们可以用归脾汤、补中益气汤，或大剂量的黄芪治疗，自己组方也可以。

失精的临床表现主要有两类：

一是生殖之精的大量丢失，表现为精液排泄过多，或兼有滑精、梦遗、早泄等症，并兼有精力不支、思维迟钝、失眠健忘、少气乏力、耳鸣目眩等症。我们通过补肾精的方法，可以治疗精力不支。对于精力不支、思维迟钝、失眠健忘、耳鸣目眩，我们都可以用左归丸加减治疗。左归丸补肾精、补肾阴，里面含有血肉有情之品，是不错的选择。如果有梦遗、滑精、早泄，我们可以选用金锁固精丸。单味药可以用芡实、龙骨、牡蛎、乌贼骨、金樱子、菟丝子、覆盆子。心肾不交的梦遗、滑精又不一样，临床可以用交泰丸合六味地黄丸、黄连阿胶汤合六味地黄丸，或者交泰丸合左归丸、黄连阿胶汤合左归丸等。肾阴不足的，我们以六味地黄丸合左归丸为主。遗精、滑精，如果是纯粹固摄，我们可以用金锁固精丸，当然，也可以用桑螵蛸散加减。

虚证，我们一般是补肾气加填肾精。那么，如果偏实证，我们可以泻肝火，兼顾补肾阴。比如由于肝胆湿热下注引起的早泄，我们用龙胆泻肝汤。如果有肾阴不足，我们可以加六味地黄丸、左归丸。当然，我们也可以加知柏地黄丸来坚阴，黄柏虽然是三大苦寒药之一，但是它坚阴效果非常好。

二是水谷之精大量丢失，表现为长期蛋白尿或者乳糜尿，并兼有少气乏力、精力不支、面色无华、肌肉消瘦、失眠健忘等。这个精力不足跟我们刚才说的精力不支在治疗方法上是有差异的。肾精不足的精力不支，以补肾精为主。而水谷之精大量丢失，相当于脾精不足，我们是以健脾为主。代表方剂有补中益气汤、参苓白术散、四君子汤等。如果说小便出现了浑浊、膏淋，辅以程氏萆薢分清饮。萆薢分清饮有很多种，我们这里选用的是《医学心悟》（程国彭）里面的萆薢分清饮，所以它叫程氏萆薢分清饮。其实《医学心悟》里，程国彭的萆薢分清饮就叫萆薢分清饮，后世为了区分不同的萆薢分清饮，才把他的叫程氏萆薢分清饮。再如历史上有很多清上温下汤，我本人在临床中也总结出了一个清上温下汤，为了区分，把我的清上温下汤取名为张氏清上温下汤，在《医门推敲·壹》里面有，而且我还把历史上所有的清上温下汤都列出来，对比治则上的异同点。当然，我们治疗失精、脾精不足，还要健脾胃，《医门推敲·壹》里面有个方子叫五仙散，炒山楂、炒神曲、炒麦芽、炒谷芽、炒鸡内金，传统炒三仙是炒山楂、炒神曲、炒麦芽，在这个基础上加了炒谷芽和炒鸡内金后，健脾胃的作用更强了，消食作用也更强。

若精泄不止，则成失精重证——精脱。精为气的化生之本原，精脱必导致气的大量耗损而致气脱，所以精脱的治疗以固气为主、为要，益气固精，就是要补气，大剂量补气。精脱和血脱其实差不多，精血同源，都靠气的固摄，所以，无论精脱还是血脱，我们都以补气加强其固摄作用，达到治疗的目的。

（2）精瘀 精瘀是指男子精子滞于精道，相当于西医所说的输精管病变。我们讲的精道，不完全等于输精管，是指精子通过的道路。精滞精道，是精子停滞于精道，出现排精障碍的病理变化。如果房劳过度，忍精不泄，有的人为了达到延长性生活时间的目的就忍精不泄，也可能会堵滞精道，导致精瘀，或者少年手淫，有一部分精子在排泄过程中没有排干净，就会瘀阻精道，或者久旷不交，就是没有性生活或者很少有性生活的人，我们说精满自溢，这种人长期没有同房，没有泄精的过程，就会出现瘀堵。所以性生活要适可而止，多了不行，少了也不好，符合自然规律、阴阳之道，道法自然才是最好的养生方法。有人说像和尚终生不同房，他身体就一定好？不一定。这就跟做菜一样，一道菜做得好，你总得放点盐吧？如果你不放盐，这道菜不能吃；盐放多了呢，这道菜也不能吃，要适可而止。关于性生活也是这样，不能完全没有，也不能太多，它只是我们生命和生活当中的那么一点儿"食盐"。惊恐伤肾，或者瘀血、败精、湿热瘀阻，或手术所伤，皆可导致精瘀而排泄不畅。有一句话叫"吓得尿裤子"，为什么吓得尿裤子，而不是吓得流鼻涕呢？为什么是下面流尿液，而不是上面流出液体呢？就是由于恐伤肾，肾气不固，膀胱失约，小便自遗。所以惊恐伤肾后，肾气不足，气推动精无力，导致气滞精瘀。或瘀血、败精、湿热瘀阻导致瘀精。这个瘀血，有可能是气滞血瘀，也有可能是外伤。比如有人一脚踢中他人的下元，在武侠里就是所谓的掏裆吧，导致下面产生瘀血，从而引起瘀精，甚至会死亡。

（3）败精　就是坏了的精子没有排泄出来留在精道里面，也可以引起精瘀。长期喝酒，吃海鲜发物，导致湿热内阻，从而引起精瘀，这种精瘀是会引起不育症的。手术外伤就更加不用说，因为手术引起脉络瘀阻，也可以导致精瘀，排泄不畅。不同的原因引起的精瘀，我们用不同的治疗方法。肾气虚的我们补肾气，当然始终要加行气的药。在中药里面，只有一味药，既能够行气，又能够补肾阳，这味药叫乌药。乌药是治疗下焦，无论是男科还是妇科的常用药，它入肝经、肾经，行气、温阳。比如有个方子叫乌药汤，可以治疗月经推迟，月经过少，甚至痛经等，它就是行气，行下焦的气。还有个方子叫天台乌药散，是针对肝经的，治疗由于肝经引起的疝气，西医称精索静脉曲张等。还有个经典名方叫缩泉丸，用乌药、山药、益智仁，在这里乌药补肾阳，祛膀胱寒气，暖膀胱阳气，能够固精缩尿、行气。西医的精索静脉曲张，我们用橘核丸、少腹逐瘀汤、桃红四物汤、天台乌药散、暖肝煎，甚至艾附暖宫丸等。我讲过多次，只要辨证论治加减化裁得好，妇科的药用到男科上也很常见。关于男科病，我在《医门推敲·贰》里写得比较多，各种不孕不育、阳痿早泄、前列腺炎等。

精瘀的临床表现是排精不畅或排精不能，可伴随精道疼痛、睾丸小腹的坠胀、精索小核硬如串珠、腰痛、头昏等症状，治疗上，我们应该辨证论治，或补气，或疏肝，或活血化瘀，或祛痰利湿等。《医门推敲·贰》的男科里讲了很多，刚才我也把治疗精瘀的方药大致列举了。

（二）气的失常

气的失常，主要包括两个方面：一是气的生化不足或耗散太过，形成气虚的病理变化；二是气的某些功能障碍及气的运动失常，出现气滞、气逆、气陷、气闭或气脱等气机失调的病理变化。

1. 气虚

气虚，指一身之气不足而表现出相应功能低下的病理变化。

形成气虚的原因主要有先天禀赋不足，或后天失养，或肺脾肾的功能失调，而致气的生成不足。也可因劳倦内伤，久病不复等，使气过多消耗而致。

气虚常见精神委顿、怠倦乏力、眩晕、自汗、易感冒、面白、舌淡、脉虚等症状。

偏于元气虚者，可见生长发育迟缓、生殖功能低下等症。元气虚，说白了就是肾气虚。偏于宗气虚者，可见动则心悸、呼吸气短等症。宗气虚，说白了就是脾肺气虚。偏于元气虚的，我们可以用金匮肾气丸。偏于宗气虚的，可以用补中益气丸。

营卫气虚和脏腑、经络气虚的病机各有特点，临床表现亦各不相同。营卫气虚，比如表阳不固，我们用玉屏风散。脏腑气虚，在不同的脏腑，就有不同的治疗法则和方法。

根据气含阴阳理论，气虚可表现为偏于阴气虚或偏于阳气虚。阴气虚则凉润作用减退而见热象，所谓"阴虚则热"。一般阴气虚，或者气阴两虚，我们用生脉散来益气养阴。阳气虚则温煦作用不足而见寒象，所谓"阳虚则寒"。阳气虚，我们要先看阳气虚在哪里。阳气虚在脾胃，用附子理中丸；阳气虚在肾，用桂附地黄丸。部位不一样，脏腑不一样，所用方药也不一样。这与中药的归经是有很大关系的，哪个脏腑阳气虚就用归哪个经的补阳气药，就这么简单。

若热象与寒象皆不明显，则为单纯性的气虚。单纯性的气虚，常用的药有黄芪、人参、党参。补气的基本方是四君子汤，既是健脾气的基本方，同时也是健其他气的基本方。因为脾胃乃后天之本，气血生化之源，脾气和肺气组成宗气等，脾气对全身气机的作用很大。

不管是阴气虚还是阳气虚，都可兼见怠倦乏力等气虚的表现，只不过一个有热象一个有寒象。所以补气的药基本上是一样的，只不过是一个补阴一个补阳的差异。比如，阳气虚我们可能在人参、黄芪的基础上加附子、干姜之类；阴气虚我们在人参、黄芪的基础之上加麦冬、五味子等养阴药。

由于元气主要由先天之精所化，是人身最根本、最重要的气，是生命活动的原动力。故元气亏虚可引起全身性气虚。而无论何种气虚亦终将导致元气亏损，特别是在小儿和老人身上表现得最为明显。这说明了元气的重要性，说白了就是肾为先天之本，肾气重要。所以肾气虚对于全身气虚有很重要的作用，虽然这里并没有说脾气虚，但是脾胃气虚的影响也很大。肾为先天之本，脾胃为后天之本，脾胃气虚也可以导致全身性气虚。

无论何种气虚，终将导致元气亏损。这就是我们平时常说的久病必虚、久病及肾。为什么小孩、老人表现得特别明显？因为小儿为稚阴稚阳之体，五脏六腑皆不充盈，小儿本来肾就是虚的，还没有发育好，肾气不固，所以小儿遗尿临床常见。而老人为什么也表现明显？这就不用多解释了。《黄帝内经》讲"年四十而阴气自半"，这个阴气指的就是肾气，超过四十岁就会减半，何况年纪更大的老人呢！所以说老人虚得更明显，也表现得更为突出，老人肾气虚的表现有时候比小孩更严重。

2. 气机失调

气机失调，指气的升降出入失常的病理变化。升降出入，是气的基本运动形式。气的升降出入运动，推动和调节着脏腑、经络的功能活动和精气血津液的贮藏、运行、输布和代谢，维系着机体各种生理功能的协调。

气的升降出入失常能影响脏腑、经络及精气血津液等各种功能的协调平衡，病变涉及脏腑经络、形体官窍等各个方面。一般来说，气机失调可概括为气滞、气逆、气陷、气闭和气脱这种情况。接下来我们给大家论述一下。

（1）气滞　气滞是指机体局部气运行不畅，郁滞不通的病理变化，主要由于情志抑郁，或痰湿、食积、热郁、血瘀等的阻滞，影响气的运行，其中最主要的是情志抑郁。其他的一些病理产物，比如痰湿、食积、热郁、血瘀等只要停在某个地方，阻滞气机，导致气运行不畅，也会引起气滞。就跟交通拥堵一样，有东西堵在了路上，或者前面出了个车祸，交通就拥堵了。如果大家各行其道，互不影响，交通当然顺畅，也不会出现气滞的情况。

脏腑功能失调，比如肝失疏泄、大肠失于传导等，皆可形成局部气机不畅或者郁滞，从而导致某些脏腑、经络的功能障碍。比如肝气失于疏泄后可以引起胁痛，如西医的肋间神经痛，这种胁痛我们用柴胡疏肝散给予疏导。如果说大肠气滞导致便秘、腹胀等，我们用木香顺气丸、枳实导滞丸等，就可以把肠道气滞解决。

气滞一般属于邪实为患，但亦有因气虚推动无力而滞者。我们称之为虚证或者说本虚标实。比如中风偏瘫后遗症，由于气虚引起的血行不畅，我们用补阳还五汤，以大剂量的黄芪为君药，小剂量的活血化瘀药辅佐。

气滞的病理表现有多个方面：气滞于某一经络或局部，可以出现相应部位的胀满、疼痛。正所谓不通则痛，气滞则血行不利，津液输布不畅，故气滞甚者可引起血瘀、津停，形成瘀血、痰饮水湿等病理产物。由于肝升肺降、脾升胃降在调整全身气机中起着极其重要的作用，故脏腑气滞以肺、肝、脾、胃为多见。肺气壅塞，可见胸闷、咳喘；肝郁气滞，见情志不畅、胁肋或少腹胀痛；脾胃气滞，可见脘腹胀痛，休作有时，大便秘结等。气滞的表现虽然各不一样，但共同的特点不外乎闷、胀、疼痛。因气虚而滞者，一般在闷、胀、痛方面不如实证明显，并且兼见相应的气虚征象。

肺气机壅塞引起的胸闷咳喘，我们可以用苏子降气汤；肺气上逆咳嗽，可以用苏子降气汤、三子养亲汤等。如果肝郁气滞，则以柴胡疏肝散为代表。脾胃气滞，如果是脾胃气虚引起的气滞，可以用异功散；脾胃气滞实证，用枳实导滞丸、木香顺气丸等。

（2）气逆 气逆，指以气升之太过或降之不及为特征的一种病理变化。气升之太过或降之不及，大家可以理解一下，有的脏腑的气以降为顺，有的脏腑的气本来就是升的。本来应该升的脏腑之气，升得太过称为气逆；本来为降的脏腑之气，降得没有那么多，达不到正常水平，也称为气逆。

比如胃气以降为顺。如果胃气降之不及，可以出现呕吐、呃逆，我们称之为胃气上逆。肝气本来是上升的，但是肝气升发太过了，引起了头痛、头昏，甚至中风，我们称之为肝气上逆。所以气升之太过或降之不及，是针对不同脏腑而言的。

气逆多因情志所伤，或饮食不当，或外邪侵犯，或痰浊壅阻所致，亦有因虚而气机上逆者。气逆最常见于肺、胃和肝等脏腑。一般在上焦的脏腑，气机是向下的，以降为顺，比如肺为娇脏，为华盖，在最上面，所以气机以肃降为顺；一般在下焦的脏腑，气机以向上为正常，比如说肝，其在下，气机以向上为顺。如果由于某些原因导致肺失肃降，肺气上逆，就发为咳嗽。同理，胃以降为顺，如果胃失和降，胃气上逆，发为恶心、呕吐、嗳气、呃逆等。而肝呢，肝气上逆，则发为头痛头胀、面红目赤、易怒等症。为什么？因为肝为刚脏，体阴而用阳，主动主升，又为藏血之脏，因此肝气升发太过会导致肝气上逆。肝气上逆严重的，甚则可导致血随气逆，或为咯血、吐血，甚至壅遏清窍而致昏厥。这种昏厥相当于脑血管意外、中风偏瘫，所以《素问·生气通天论》说："大怒则形气绝，而血菀于上，使人薄厥。"这个薄厥就是中风偏瘫。

气机上逆，有很多代表方剂治疗。肺气上逆，有苏子降气汤、三子养亲汤。胃气上逆，有丁香柿蒂散、旋覆代赭汤等。肝气上逆，有镇肝息风汤、天麻钩藤饮等。如果肝气上逆化为火，我们用龙胆泻肝汤。龙胆泻肝汤可以治疗肝气上逆所致的咯血、吐血等。

还有一些气机上逆非本脏之气上逆，而是因他脏之气引起本脏之气机上逆。这种就不是单纯的某一脏气机上逆，比如四磨汤证。四磨汤出自《重订严氏济生方》，是治疗因七情失调所致的气逆不降证或者横逆犯胃而导致胃气不降等，有的人用它治疗奔豚气引起的咳喘，与其说是奔豚气，还不如说是肝气犯肺引起的咳喘。由七情内伤所致肝气上逆不仅犯肺，也会犯胃，导致不思饮食、咳喘等症，四磨汤可以降气，使气逆下降，还能够行气导滞，也就是说将胃中上逆之气往下镇。四磨汤用人参、槟榔、乌药和沉香四味药，先磨成浓汁，再和水煎服。为什么这样做呢？是由于方中这些药都比较坚实，非久煎不能出其性，但煎煮久了，又恐沉香的芳香气味散溢，影响疗效。所以取其磨则味全，称为四磨汤。当然后世出现的五磨引子、六磨汤等都是在此基础上变化而来的，都治疗七情内伤引起的气滞，比如说六磨汤治疗气滞引起的便秘。

一般来说，气逆于上，以实为主，但也有因虚而气逆者。比如，肺津亏虚失润或者肾不纳气，都可以导致肺气上逆，可以用沙参麦冬汤、百合固金汤等。那肾不纳气呢，在《医门推敲·壹》的第一个方子老青龙汤里面已经讲得很清楚了。补肾纳气之品有很多，如补骨脂、冬虫夏草、蛤蚧。有些药物能纳气但不能补肾，如沉香、磁石等。

胃津或者胃阴亏虚，也能导致胃气上逆。比如胃津或胃阴亏虚导致的呃逆，这个时候用丁香柿蒂散、旋覆代赭汤就不对了。胃津亏虚或者胃阴亏虚引起的胃气上逆我们用的是益胃汤，甚至用沙参麦冬汤。

（3）气陷　气陷，指气的上升不足或下降太过，以气虚升举无力而下陷为特征的一种病理变化。气陷多由气虚病变发展而来，尤与脾气的关系最为密切。若素体虚弱，或病久耗伤，致脾气虚损，清阳不升，或中气下陷，从而形成气虚下陷的病变。气陷的病理变化主要有上气不足与中气下陷两个方面。

上气不足，主要是指气不上荣，头目失养的病变。一般由于脾气虚损，升清之力不足，无力将水谷精微上输于头目，致头目失养，可见头晕、目眩、耳鸣等症。正如《灵枢·口问》说："上气不足，脑为之不满，耳为之苦鸣，头为之苦倾，目为之眩。"这就非常简单了。说白了就是脾气不能升清，这个清就是精微物质。我们讲中医基础理论，多次讲到脾不升清，下一句是胃不降浊。在《医门推敲·壹》里面有一个升清降浊汤，专门治疗由于清气不升、浊气不降而引起的头目失养、头晕目眩、耳鸣等。因为升清之力不足，无力将水谷精微上输于头目，如果单单是脾不升清，我们的代表方是补中益气汤，所以补中益气汤能够治疗耳鸣就是这个原因。上气不足，脾不升清兼见舌苔白腻，即所谓胃不降浊，我们就得加化浊药，比如二陈汤、泽泻、薏苡仁等，将浊从下面排出，可以用《医门推敲·壹》里我的原创方——升清降浊汤。

中气下陷，指脾气虚损，升举无力，气机趋下，内脏位置维系无力，而发生某些内脏位置的下移，形成胃下垂、肾下垂、子宫脱垂、脱肛等病变，这种情况我们肯定是补中气，仍然可以用补中益气汤，但要加大黄芪的用量。或者用张锡纯的升陷汤也可以，就是将黄芪加大剂量，张锡纯讲黄芪可以大补五脏六腑之气。人参是大补元气，但黄芪补气、提升的功能很强的。

由于气陷是在气虚的基础之上形成的，而且与脾气不升的关系最为密切，故常伴见面色无华、气短乏力、语声低微、脉弱无力，以及腰腹胀满重坠、便意频频等症。有必要说明一下，虽然说有一部分胃下垂、肾下垂、子宫脱垂等与中气下陷关系很密切，但不是百分之百，我在临床中见过由湿热引起的阴挺，就是子宫脱垂，我用清热利湿的方法治愈。阴挺，如果下身没有恶臭味，整个人精神状态很萎靡，可以认为是中气下陷，用升陷汤。但是此人精神并没有特别差，而且子宫脱垂后下身比较臭，有异味儿，是湿热之象。这种情况，我们用的是清热祛湿的办法，效果很好。所以不要认为所有下垂都是中气下陷，我们需要辨证论治，辨证论治是中医的核心。

在这里给大家引申一个知识点，关于阴挺，有一个单味药，外用特别有效，是枳壳，将它塞到阴道里面治疗子宫脱垂效果很好。

（4）气闭　气闭，即气闭阻于内，不能外出，以致清窍闭塞，出现昏厥的一种病理变化。气闭多由情志刺激，或因外邪、痰浊等闭塞气机，使气不得外出而闭塞清窍所致。气闭的临床表现有因触冒秽浊之气所致的闭厥，突然精神刺激所致的气厥，剧痛所致的痛厥，痰阻气道之痰厥等，其病机都属于气的外出突然严重受阻，而致清窍闭塞，神失所主的病理状态。气闭发生急骤，以突然昏厥，不省人事为特点，多可自行缓解，亦有因闭而不复而亡者。其临床表现除昏厥外，随原因不同而伴相应症状。

由于情志异常，精神刺激发作，突然昏倒的气闭，我们先用五磨饮子，再用苏合香丸，或者在五磨饮子的基础上加一些开窍的药。

痰厥，昏厥时喉中有痰鸣声，舌苔白腻，脉沉滑，我们用导痰汤加一些开窍的药。

还有食厥，由于食物引起的厥。一般是暴饮暴食后，突然昏厥了，脘腹饱满、呃逆酸腐、头昏、苔厚腻、脉滑。首先用盐汤探吐，将食物吐出来，再用保和丸合参术散加减治疗。

（5）气脱 气脱，即气不内守，大量亡失，以致生命功能突然衰竭的一种病理状态。气脱多由于正不敌邪，或慢性疾病，正气长期消耗而衰竭，以致气不内守而外脱；或因大出血、大汗等气随血脱或气随津脱，从而出现生命功能突然衰竭的病理状态。气脱可见面色苍白、汗出不止、目闭口开、全身瘫软、手撒、二便失禁、脉微欲绝或虚大无根等症状。

气脱与亡阳、亡阴在病机和临床表现上多有相似之处，病机都属于气的大量脱失，临床上都可见因气脱失而致虚衰不固及生命功能严重衰竭的表现。但亡阳是阳气突然大量脱失，当见冷汗淋漓、四肢厥冷等寒象；亡阴是阴气突然大量脱失，出现大汗而皮肤尚温、烦躁、脉数疾等热性征象。若无明显寒象或热象，但见气虚不固及生命功能衰竭的上述表现，我们称为气脱。说白了，就是亡阴、亡阳的典型表现没有，但是却出现生命功能的衰竭，我们称之为气脱。

因此，气脱若偏向阳气的暴脱，则为亡阳；若偏向阴气的大脱，则为亡阴。

（三）血的失常

血的失常，一是因血液的生成不足或耗损过多，致血的濡养功能减弱而引起的血虚；二是血液运行失常而出现的血瘀或出血等病理变化。也就是说，血的失常主要包括血虚、血运失常（血瘀和出血）。

1. 血虚

血虚，是指血液不足，血的濡养功能减退的病理变化。

失血过多或因脾胃虚弱，饮食营养不足，血液生化乏源；或因血液的化生功能障碍；或因久病不愈，慢性消耗等因素而致营血暗耗等，均可导致血虚。也就是说，很多原因都会导致血虚。失血过多，可能是因外伤，或者是崩漏而致，肯定会导致血虚。另外，脾胃为气血生化之源，后天之本，脾胃虚弱可以导致血液化生乏源，而引起气血虚。久病不愈，慢性消耗，也可以导致血虚。

脾胃为气血生化之源；肾主骨生髓，输精于肝，皆可化生血液。脾胃虚弱会导致血虚，肝肾虚弱也可以导致血虚。因而，血虚如果跟内生有关的话，与脾胃肝肾的关系比较密切。全身各脏腑、经络等组织器官，都依赖血的濡养而维持其正常的生理功能，所以血虚就会出现全身或局部的失荣失养、功能活动逐渐衰退等虚弱证候。

我们平时说的痛，有不荣则痛和不通则痛。不通则痛大部分是因为瘀堵；而不荣则痛呢，荣就是濡养的意思，不荣则痛大多是因为缺乏濡养，一般是隐隐的痛。对于血虚导致的局部不荣则痛，我们运用的方法是益气养血。因为气血可以互生，可以在补血药里面加一些补气药，以增加补血的作用。

血虚者气亦弱，因为气能生血，血能生气，因而血虚者气也会虚。血虚除见失于滋荣的症状外，多伴气虚症状，常见面色淡白或萎黄、唇舌爪甲色淡无华、神疲乏力、头目眩晕、心悸不宁、脉细弱等临床表现。

由于心主血、肝藏血，血虚时心、肝两脏的症状比较多见。心血不足常见惊悸怔忡、失眠多梦、健忘、脉细涩或歇止（结代脉）等心失血养的症状。对于心血不足引起的病证，我们直接养血就可以，大多可以用归脾汤加减治疗，归脾汤是心脾两补。肝血亏虚见两目干涩、视物昏花，或手足麻木、关节屈伸不利等症。因为肝主筋，肝血虚的话就会血不养筋，导致关节屈伸不利。用四物汤作为基础方加减治疗。比如，两目干涩、视物昏花是由于肝血虚引起的，我们用四物汤加杞菊地黄丸加减治疗。由于血虚而导致的手足麻木，可以用黄芪桂枝五物汤合四物汤加减治疗。关节屈伸不利，由于肝主筋，用四物汤加一些能够利关节的药，如木瓜、桑寄生、金毛狗脊、伸筋草、威灵仙等药物。

若肝血不足，导致冲任失调，又可出现妇女经少、月经衍期、闭经等证，仍然可以用四物汤加减。月经过少由血虚引起的，用四物汤再加一些能够调经养血的药，如益母草、鸡血藤、丹参；再加一些引经药引到下面，如川牛膝；再加一点引经到子宫的药，如小茴香、艾叶。引经药只用一点点就可以了。由于肝血不足导致冲任失调而引起的月经过少，时间久了，又会伴有气虚的症状，那单单用刚才所讲的药物就不行了，需要用气血双补的方药，如八珍汤、十全大补汤、人参养荣丸等。血虚久了会导致气血双虚，在临床中需要灵活判断。

我们总结一下临床中常用的补血方剂。基本方是四物汤。在四物汤的基础之上加减变化，有很多复方，如胶艾汤、圣愈汤、补肝汤、养心汤。在四物汤的基础上，加桃仁、红花，形成了桃红四物汤，是一个既能补血又能活血化瘀的方剂。另外还有当归补血汤、当归生姜羊肉汤、归脾汤等。这几个方剂基本涵盖了临床常用的补血方。特别是四物汤和归脾汤，在临床中的运用相当广泛，涉及内外妇儿诸科。比如归脾汤，治疗心脾两虚，对于脾不统血的各种出血证都特别有效。

2. 血运失常

血液运行失常出现的病理变化，主要有血瘀和出血两方面。

（1）血瘀　指血液的循行迟缓，流行不畅，甚则血液停滞的病理状态。血瘀主要表现为血液运行郁滞不畅，或形成瘀积，可以为全身性病变，亦可瘀阻于脏腑、经络、形体、官窍的某一局部，从而产生不同的临床表现。但无论病在何处，均可见疼痛，且痛有定处，甚则局部形成肿块，触之较硬，位置固定，如肿块生于腹内，称为"癥积"。另外，唇舌紫暗以及舌有瘀点、瘀斑，皮肤赤丝红缕或青紫，肌肤甲错，面色黧黑等，也是血液瘀滞的征象。

瘀血，瘀到不同的地方，都可以见到疼痛。这种疼痛是痛有定处而拒按，跟刚才所讲的血虚引起的不荣则痛是不一样的。血虚引起的不荣则痛，是喜揉喜按。而血瘀引起的疼痛是拒按，疼痛会更明显。对于不通则痛，肯定是要活血化瘀，最基础的代表方是桃红四物汤。王清任在《医林改错》里面将桃红四物汤加减变化后，变成了血府逐瘀汤、少腹逐瘀汤、膈下逐瘀汤、身痛逐瘀汤、通窍活血汤、补阳还五汤等。在临床中行之有效，成了千古名方。

导致血瘀的病机主要有气虚、气滞、痰浊、瘀血、血寒、血热等。关于气虚、气滞、痰浊、瘀血，已经在"病因"一章中讲述，此处只介绍血寒，而将与出血关系更为密切的血热放到后面介绍。

血寒，是指血脉受寒，血流滞缓，乃至停止不行的病理状态。多因外感寒邪，侵犯血分形成；亦可因阳气失于温煦所致。

血寒的临床表现，除见一般的寒性症状外，常见血脉瘀阻而引起的疼痛，手足、爪甲、皮肤及舌色青紫等表现。若寒凝心脉，心脉血气闭阻，可发生真心痛。这时，可以用参附汤合丹参饮或者血府逐瘀汤。若寒凝肝脉，肝经血气瘀滞，可见胁下、少腹、阴部冷痛，或妇女痛经、闭经等。这种情况可以用暖肝煎、天台乌药散、橘核丸、温经汤、艾附暖宫丸、少腹逐瘀汤等。若寒阻肌肤血脉，则见冻疮等症。讲一个小偏方，柚子的皮晾干之后，磨成粉，泡到酒精里，外用治疗没有破皮的冻疮，效果是很好。或者直接用花椒粉，磨成粉后，泡到酒精里面，摩擦发热之后，涂到皮肤表面，也有效果。

寒瘀互结酿毒于内可生癥积。说白了就是某些子宫肌瘤、附件囊肿。当然，囊肿的病机，痰湿聚更多一些，也有血瘀；而肌瘤的病机，血瘀更多一些。可以用《医门推敲·壹》的癥瘕立扫汤。当然，如果用经方的话，可以用橘核丸、少腹逐瘀汤进行加减。

总之，随寒邪阻滞血分的部位不同，可见到不同的临床表现。

（2）出血　是指血液溢出血脉的病理变化。溢出血脉的血液，称为离经之血。若此离经之血不能及时消散或排出，蓄积于体内，则称为瘀血。瘀血停积体内，又可引起多种病理变化。若突然大量出血，可致气随血脱而引起全身功能衰竭，会有生命危险。

导致出血的病机主要有血热、气虚、外伤及瘀血内阻等。气虚不摄、瘀血内阻及外伤导致出血的机理，前面已经做了介绍，这里重点说一下血热。

血热，即热入血脉之中，使血行加速，脉络扩张，或迫血妄行而致出血的病理变化。血热多由于热入血分所致，如温邪、疠气入于血分，或其他外感病邪入里化热，伤及血分。另外，情志郁结，五志过极化火，内火炽盛郁于血分，或阴虚火旺，均可导致血热。

血热病变，除见一般的热性症状外，血热炽盛，灼伤脉络，迫血妄行，常可引起各种出血，如吐血、衄血、尿血、皮肤斑疹、月经提前量多等。比如月经病，月经提前者多热，月经推迟者多寒。也就是说，月经提前多由血热；月经推后者，多由血寒。这是一般规律，不是绝对的。还有一些与气滞有关，有些与脏腑功能有关。

由于血行加速，脉络扩张，可见面红目赤，肤色发红，舌色红绛，脉搏异常等症状。心主血脉而藏神，血热则心神不安，可见心烦，或躁动不安，甚则出现神昏、谵语、发狂等症。血热的临床表现，以既有热象，又有动血为其特征。

关于血证，我们还是啰嗦两句。

如果是鼻子出血，我们称为鼻衄。鼻衄分为以下几种证型：

①热邪犯肺证。用的代表方剂是桑菊饮加减。热邪犯肺，一般都具有表证，很容易鉴别。

②胃热炽盛证。用玉女煎加减治疗，相当于降胃火。

③肝火上炎证。用的是龙胆泻肝汤。

④气血亏虚证。用的是归脾汤。我们讲过，所有出血证只要是属于气不摄血引起的，一般都用归脾汤加减。

牙齿出血，我们称为齿衄。也分几个证型：

①胃火炽盛证。用的是加味清胃散合泻心汤加减治疗。

②阴虚火旺证。用的是六味地黄丸合茜根散加减治疗。

我们看一下咳血。咳血也分几种证型：

①燥热伤肺证。用桑杏汤加减治疗。

②肝火犯肺证。用的是泻白散合黛蛤散加减治疗。当然也可以用《医门推敲·壹》里面的木火刑金汤加减治疗。肝火犯肺，根据五行来说就是木火刑金。

③阴虚肺热证。阴虚肺热证和燥热伤肺稍有区别，用的是百合固金汤加减治疗。

我们看一下吐血。吐血，其实是胃里面出来的血。我们把它分为三个证型：

①胃热壅盛证。用的是泻心汤合十灰散加减。十灰散其实就是将十种药炒成灰。对各种各样的出血都有效。

②肝火犯胃证。仍然用的是龙胆泻肝汤加减治疗。我多次讲过龙胆泻肝汤，这是个适应证非常多的一个方子，内外妇儿科都可用。比如说肝火上炎引起的鼻衄，我们用龙胆泻肝汤；肝火犯胃引起的吐血，也用龙胆泻肝汤；如果是肝火引起的失眠，也用龙胆泻肝汤；肝

火引起的头痛，也可以用龙胆泻肝汤；肝胆实火上炎引起的目赤肿痛，也用龙胆泻肝汤；肝胆实火上炎引起的西医所谓的中耳炎，我们也用龙胆泻肝汤；肝胆湿热下注引起的带状疱疹，也用龙胆泻肝汤；肝胆湿热下注引起的妇女带下异常，也用龙胆泻肝汤；肝胆实火引起的男子阳痿、阳强，只要是肝胆实火或者湿热下注引起的，全部用龙胆泻肝汤。在我心目中，把龙胆泻肝汤视为古今十大名方之一。还有归脾汤，运用得也非常广泛。我本人在临床中经常使用，只要对证，效果非常的好。

③气虚血溢证。用归脾汤。

便血，血由肛门排出，也分了好几个证型。

①肠道湿热证。用的是地榆散合槐角丸。地榆、茜草、槐花是我治疗痔疮常用的药，能凉血止血活血。肠道湿热证说白了，就是普通的湿热引起的痔疮。由湿热引起的肛裂也可以使用。无论你怎么叫，反正都是肠道湿热。

②气虚不摄证。又是归脾丸。

③脾胃虚寒证。用黄土汤加减治疗。我曾用黄土汤治疗过一例十几年的慢性结肠炎。好多名医都给看过，用了很多方剂，有葛根芩连汤，有乌梅丸，有白头翁汤，有芍药汤等，都治不好。我看了以后发现她的脉是弱的，舌边有齿痕的，一看就是阳虚寒证，我用黄土汤加减，很快就取得了效果。

我们再看一下尿血，尿血就是小便中带血。也分为几个证型。

①下焦湿热证。我们用小蓟饮子。肾结石、输尿管结石见尿血的比较多。西医的尿路感染、肾小球肾炎、泌尿系肿瘤，还有一些全身性的疾病，如一些血液病、结缔组织病会出现尿血。不管西医说得多复杂，多么不好治，在中医眼里一切按照尿血来治疗，什么血液病、结缔组织病、肾小球肾炎，跟我们一点关系都没有。方中用到了小蓟、木通、滑石、藕节等，如果有瘀血的话，可以加桃仁、红花、牛

膝、炒王不留行等。

②肾虚火旺证。用知柏地黄丸进行加减。

③脾不统血证。又是归脾汤。归脾汤，治疗一切脾不统血、气不摄血引起的慢性出血病证。

④肾气不固证。用的是无比山药丸。我曾经用无比山药丸治疗过一例由肾引起的慢性出血，西医对此毫无办法，最后用无比山药丸加减治疗，效果非常好。

紫斑。说白了就是瘀血积于肌肤之间，就在皮肤。这种病中医早就能治，而西医说得很复杂，什么血小板减少性紫癜、过敏性紫癜等。管他什么紫癜，我们一律用中医的辨证思路进行辨证治疗，效果特别好。

①血热妄行证。用犀角地黄汤合十灰散。刚才已经说过，十灰散能治疗好多种出血。犀角地黄汤中的犀角很难找到，临床上就用水牛角来替代。

②阴虚火旺证。用茜根散加减。茜根，就是茜草的根。方中用到了侧柏叶、黄芩等。当然，如果虚得比较明显，还可以用仙鹤草。如果阴虚火旺有热毒了，还可以用紫草。

③气不摄血证。用的又是归脾汤。

关于血证，我们就讲到这里。

此外，由于血液主要由营气和津液组成，热入血脉不仅可以耗伤营气、津液而致血虚，而且可有热灼津伤，使其失去润泽流动之性，变得浓稠，乃至干涸不能充盈脉道，血液运行不畅而为瘀。治标的方法仍然是活血化瘀，用桃红四物汤、血府逐瘀汤、少腹逐瘀汤、膈下逐瘀汤、身痛逐瘀汤、补阳还五汤、通窍活血汤等。如果是由血热引起的，我们肯定要凉血，这种治法叫凉血活血。在这里，我想补充说明一个问题，由于血瘀而引起的出血，比如崩漏，会出现经色黯、有血块、舌质紫暗、舌边尖有瘀点，脉弦细或涩。这种情况，我们千万不能用一味止血。它的病因是血瘀，冲任子宫有瘀血，于是新血不安，所以经血非时而下或淋漓不断。离经之瘀血，时聚时散，故出血量时多时少，时出时止，或者是封闭交替，反复难止。好比一个矿泉水瓶子装一半水，装一半冰，把水往外倒，你就会发现，有时慢慢地流，有时会突然流一些，解决的办法是将这些冰块彻底去掉，只有这样才能让它通畅，该流出来的经血流出来，本来在体内的好血就不流出来了，分而治之，我们称为活血止血。我们用的代表方剂是《傅青主女科》的逐瘀止血汤或将军斩关汤，也可以用《医门推敲·壹》妇科篇里的化瘀止崩汤加减化裁。其实这几个方剂的治则都是一样的，就是活血化瘀。活血止血祛瘀，祛除瘀血，以生新血，不伤老血，就这么简单。当然，这里也涉及中医的一个思维叫通因通用。崩漏在表面上看是一种通，我们反而用活血（通）的方法来治疗。关于通因通用，在以后的学习中会详细讲。

（四）精气血关系失调

精气互化，精血同源，气为血帅，血为气母，精、气、血三者，在生理上密切相关，在病理上也可相互影响。

1. 精与气血关系的失调

精与气血关系的失调主要表现在三个方面。

（1）精气两虚　由于精可化气，气聚为精，所以会出现精气并虚或精伤及气，也就是说，精伤了之后影响到气，气伤及精，都可见精气两虚的证候。精与气的关系其实跟气与血的关系一样。精血同源，只是形式不同而已。

肾藏精，元气藏于肾，故本病病机最具有代表性的是肾的精气亏虚。肾之精气亏虚，以生长发育迟缓、生殖功能障碍以及早衰等为临床特征。由于肾藏精，精气的关系最具代表的是肾，而小孩子如果精气亏虚，就可以出现生长发育迟缓，中医儿科学里的五迟很多都归为肾精不足。生殖功能障碍是指成年人，比如男性的阳痿、早泄，女性的性冷淡，以及肾精不足的不孕症、月经问题等。生殖功能主要是指性功能和能产生下一代的天癸的问题，附带着影响到女子的月经、冲任等。

而衰老、早衰与肾精有非常重要的联系。如果肾精亏虚，很有可能出现早衰。比如有的女子肾精亏虚，40岁就绝经了，其实是一种早衰。《黄帝内经》说女子七七天癸绝，49岁左右天癸才绝，她40岁天癸就绝了，这就是一种早衰，与肾精有非常大的关系。或者男子提前出现头发早白、牙齿松动、腰膝酸软、记忆力减退、老年痴呆，我们都称为早衰，这与肾精亏虚有非常大的关系。钱乙《小儿药证直诀》里的六味地黄丸最开始就是治疗小儿肾精不足、囟门不闭之五迟的。六味地黄丸功能补肾精，补肾阴。后来用到成年人由肾阴虚引起的盗汗、腰酸、早泄、耳鸣等。老年人肾虚引起的早衰也可以用六味地黄丸加减治疗。明朝医家张景岳在六味地黄丸的基础上创制左归丸，所以左归丸就成了治疗肾精不足、肾阴亏虚的代表方剂。也就是说，肾精不足或者肾阴虚，不管是小孩的五迟、成年人的阳痿早泄，或者妇女更年期、老年人的早衰，只要证属肾精不足或者肾阴亏虚，都可以用左归丸作为基本方加减治疗，这句话希望大家永远记住。左归丸是在六味地黄丸基础之上保留三补，去掉三泻，再予阳中求阴，而形成的一个治疗肾精亏损的绝妙方剂。

当然，有左归丸，就有右归丸，我们把右归丸也提一提。无论男女老少只要由肾阳虚引起的一系列疾病，皆可以用右归丸加减治疗。

（2）精血不足　肾藏精，肝藏血，肾与肝精血同源，故肝肾精血不足较为常见。多种疾病伤及肝肾，或肝病及肾，肾病及肝，皆可形成肝肾精血不足的病机。可见面色无华、眩晕、耳鸣、神疲健忘、毛发脱落稀疏、腰膝酸软、男子精少不育、女子月经愆期、经少、不孕等。精血不足，说白了，就是肝肾不足，因为肾藏精，肝藏血，治法就是补肝肾，而我们很多中药在归经上都可归为肝肾二经，其原因就是，要么这味药既能补精又能益血，要么这味药既能强筋又能健骨，因为肾主骨，肝主筋嘛。比如枸杞能补肝肾，治精血不足。比如枸菊地黄丸能补肝肾、明目。再比如何首乌，它也能补肝肾，乌发，对于风疹瘙痒，何首乌也能起到作用，它主要是针对肝肾起作用。中医讲治风先治血，血行风自灭。治疗风疹瘙痒我们可以在当归饮子里加何首乌，睡觉不好可以加夜交藤，夜交藤也叫首乌藤，何首乌配夜交藤既能安神，益肝肾，又能治疗风疹瘙痒。关于精血不足，我们就举枸杞和何首乌。

至于筋骨不强补肝肾，那是以后我们要讲的，现在就不涉及那么多，只提一提。比如金毛狗脊、桑寄生、淫羊藿都能够补肝肾，强筋骨，祛风湿，归肝肾经，这个归肝肾和我们说的枸杞、首乌归肝肾经又不一样。我们说枸杞和何首乌是补肝肾益精血，因为肾藏精，肝藏血，而金毛狗脊、桑寄生是补肝肾强筋骨，肾主骨，肝主筋，它们在强筋骨的过程当中，实际上也归肝肾经。

精血不足出现面色无华、眩晕、耳鸣、神疲健忘、腰膝酸软，男子精少不育、女子月经愆期、不孕，和肾精不足的治法差不多，因为精血同源，一样可以用左归丸加减治疗。当然，我们有一个千古种子第一方，叫五子衍宗丸，它也能治疗这些，五子衍宗丸益精血、补肝肾，最开始是治疗男子不育，后来衍生到只要是由肾精不足引起的各种病证，无论是男科还是妇科，无论是眩晕还是耳鸣，用五子衍宗丸加减都可以。

（3）气滞精瘀和血瘀精阻　气机失调，疏泄失司，瘀血内阻，皆可致精道瘀阻而形成气滞精瘀或血瘀精阻的病机变化，而且二者可互为因果，同时并存。临床所见除有一般精瘀症状外，前者以情志因素为多，阴部胀痛坠重明显，后者可见血精、阴部小核硬结等瘀血表现。

气滞精瘀和血瘀精阻，说白了，一个是由气机失调引起的气滞，影响到精瘀，另外一个是血瘀引起的精阻，而这个血瘀，有可能是由气滞引起，有可能是由外伤引起，也有可能是先天性的静脉曲张，或者血管瘤引起。

其实关于精瘀，我们再啰嗦一下，气滞精瘀以疏理肝气、行气滞为主；血瘀精阻以活血化瘀为主。气滞精瘀的代表方剂柴胡疏肝散，我们用柴胡疏肝散再加一些引经的药，因为精瘀大多是在下焦的肾精，用小茴香、乌药、川牛膝将药力引到小腹部。血瘀精阻，我们要以活血化瘀为主，代表方剂是少腹逐瘀汤。

精瘀可以导致的疾病相当于西医里面的前列腺炎、前列腺肥大增生、精索静脉曲张等相关的不育症，或者是血精症等。或者说气滞精瘀、血瘀精阻可以引起西医所认为的某些前列腺炎、前列腺肥大增生，甚至前列腺癌、精索静脉曲张。

血精，小便的时候出现血精，或者是射精的时候出现血精。如果出现血精症，我们需要活血化瘀、活血止血。如果是血热，要凉血止血。这个方面在《医门推敲·贰》男科篇记载得比较详细。我们可以用橘核丸、少腹逐瘀汤。如果有肝寒的，用暖肝煎、天台乌药散等。如果是肝气郁滞引起的，用柴胡疏肝散、四逆散。如果瘀阻的，我们用少腹逐瘀汤、失笑散、桃红四物汤等来进行加减治疗。临证的时候变化无穷，对证治之，就可以达到意想不到的效果。

2. 气与血关系的失调

气和血之间具有相互资生、相互依存和相互为用的关系。气对血具有推动、温煦、化生和统摄的作用。血对于气则具有濡养和运载等作用。故气的虚衰和升降出入异常，必然影响到血。如气虚则血无以生化，则至血虚；气虚则推动、温煦血液的功能减弱，血液因之运行滞涩；气虚统摄血液的功能减弱，则血溢脉外而出血；气机郁滞，则血可因之而瘀阻；气机逆乱，则血可随气上逆或下陷，出现吐血、衄血乃至厥仆，在下则为便血、崩漏等。说白了，血随气上逆或者下陷，上逆者出现吐血、衄血乃至厥仆，就是薄厥，中风偏瘫了。在下是下陷则为便血、崩血等。同样，血的虚衰和血行失常也必然影响到气，如血虚则气失所养而衰少，血脱则气随血脱，血瘀则可致气瘀，故临床气血关系失调主要有气滞血瘀、气虚血瘀、气不摄血、气随血脱以及气血两虚等。

（1）气滞血瘀　气滞血瘀是因气的运行郁滞，导致血液运行障碍，出现血瘀的病理变化。气滞血瘀多因情志内伤，抑郁不遂，气机阻滞而致。肝主疏泄而藏血，肝气的疏泄作用在气机调畅中起到关键作用，因而气滞血瘀多与肝失疏泄密切相关。临床上多见胸胁胀满疼痛、癥瘕积聚等病证。肺主气，调节全身气机，助心行血，若邪阻肺气，宣降失司，日久可致心、肺气滞血瘀而见咳喘、心悸、胸痹、唇舌青紫等表现。气滞可导致血瘀，血瘀必见气滞。由于气滞和血瘀互为因果，多同时并存，常难以明确孰先孰后。如闪挫外伤等因素，就是气滞和血瘀同时形成，但无论何种原因所致的气滞血瘀，辨别气滞和血瘀的主次都是必要的。说白了，气滞引起血瘀，以疏肝行气为主导，活血化瘀为辅；而由血瘀引起的气滞，比如外伤，是以活血化瘀为主，行气为辅。因为气行则血行，所以无论血瘀是不是由气滞引起的，行气药一定得加。

气滞血瘀的治疗，我们在之前的课程中讲得很多了，行气用柴胡疏肝散，化瘀用失笑散、复元活血汤等。将气滞血瘀的辨证论治运用到炉火纯青境界的是王清任，代表方剂血府逐瘀汤，是桃红四物汤基础上重用桃仁，再加类似四逆散和桔梗、川牛膝组成。四逆散是柴胡、枳实、芍药、甘草。血府逐瘀汤里面用的是柴胡、枳壳、赤芍、甘草，赤芍兼顾到桃红四物汤的活血作用，所以改芍药为赤芍。枳壳和枳实均有宽中下气作用，但枳壳缓而枳实速，枳壳主行气，枳实主破气，力度大，所以血府逐瘀汤里选的是枳壳，特别是加了桔梗后，一上一下，宣通气机，非常之妙。然后再加川牛膝，引血下行，使瘀血有出路。我们这样一讲，血府逐瘀汤就很好记了。所以气滞血瘀引起的胁肋胀痛、癥瘕积聚，只要是在胸部的都可以用血府逐瘀汤；在胸部以下的用膈下逐瘀汤；在小腹部的用少腹逐瘀汤；在腰背部的用身痛逐瘀汤；在头面部的用通窍活血汤；以及中风偏瘫后遗症属于气虚血瘀的，用补元还五汤。全部是在血府逐瘀汤基础上变化而成。王清任的《医林改错》虽然有些东西是越改越错，但是他对在治疗血瘀证方面做了非常巨大的贡献，达到历史高度，使他名垂青史。

（2）气虚血瘀　气虚血瘀是指因气对血的推动无力而致血行不畅，甚至瘀阻不行的病理变化。气虚血瘀，多见于心气不足，运血无力而致的惊悸怔忡、喘促、水肿或肢体瘫痪、痿废。另外，老年人多血瘀，且多气虚，故气虚血瘀病机在老年病中具有重要意义。

气虚和气滞可与血瘀并存，三者相互影响。气虚血瘀，心气不足，运血无力而出现的惊悸怔忡、喘促、水肿或肢体瘫痪，可以用补阳还五汤加减治疗。不用管气虚血瘀是在哪个脏腑，或是四肢、肢体关节，都可以用补阳还五汤，不过加一些引经药而已。比如心血不足，运血无力，用补阳还五汤加一点点桔梗引到胸部来就可以了；如果气虚血瘀出现在下肢，我们加点川牛膝就可以了。引经药在《医门推敲·壹》里面已经讲得非常详细了。

（3）气不摄血　气不摄血是指由于气虚不足，统摄血液的生理功能减弱，血不循经，溢出脉外，而导致各种出血的病理变化。由于脾主统血，所以气不摄血的病变主要表现为中气不足，以及气不摄血的咯血、吐血、皮肤紫癜、便血、尿血、崩漏等症，同时兼见面色无华、疲乏倦怠、脉虚无力、舌淡等气虚表现。因脾主四肢肌肉，脾气主升，所以脾不统血易见肌衄及便血、尿血、崩漏等症。气摄血的功能虽以脾气之统血为主，但亦与其他脏腑之气密切相关，比如肺气、肝气、肾气，以及胃气亏虚，也可减弱气之统摄功能而发生出血，脾不统血的代表方剂就是归脾丸。

（4）气随血脱 气随血脱是指大量出血的同时，气也随着血液的流失而急剧散脱，从而形成气血并脱的危重病理变化。各种大失血皆可导致气随血脱，较常见的有外伤失血、呕血和便血，或妇女崩中、产后大出血等。血为气之载体，血脱则气无所依，故气亦随之散脱而亡失。症见精神萎靡、眩晕或晕厥、冷汗淋漓、四肢不温，或有抽搐，或见口干，脉芤或微细。

气随血脱如能及时救治，则可转危为安，继而表现为气血两虚的病理状态。如病情恶化，可出现亡阴亡阳，发展为阴阳离决而死亡。气随血脱虽然比较危急，处方倒不是很难，我们用的是独参汤。一味人参赶快益气固脱，补气固脱，转危为安之后再按照气血两虚来治疗，可以用八珍汤气血两补，十全大补汤或人参养荣丸都可以，但是之前我们要先用独参汤固脱。

（5）气血两虚 即气虚和血虚同时存在的病理变化。气血两虚，多因久病消耗，气血两伤所致；或先有失血，气随血耗；或先因气虚，血化障碍而日渐衰少，从而形成气血两虚。"气主煦之""血主濡之"。气血两虚则脏腑经络、形体官窍失之濡养，各种功能失常，故可出现不荣或不用的病证。临床上主要表现为机体失养及感觉运动失常的病理征象，如面色淡白或萎黄、少气懒言、疲乏无力、形体瘦怯、心悸失眠、肌肤干燥、肢体麻木，甚至感觉障碍、肢体痿废不用等。

气血两虚的代表方剂就是八珍汤，四物汤合四君子汤，四君子汤是补气的基本方，四物汤是补血的基本方，合在一起是治疗气血两虚的基本方八珍汤。在八珍汤的基础上变化出人参养荣丸、十全大补汤等。由于脾胃乃后天之本，气血生化之源，所以在气血两虚的情况下我们往往用八珍汤、人参养荣丸或者十全大补汤加健脾胃的药，健脾胃的代表方是《医门推敲·壹》里面的五仙散，它可以健脾胃、助消化，使之能够摄取饮食当中更多的精微并转化成气血。正所谓"脾胃乃后天之本，气血生化之源"。人是铁，饭是钢。这个人再厉害，如果没有饭，就是没有后天的食物来濡养的话，也会消亡。基于这种情况，气血两虚会引起肢体障碍、废痿不用。为什么《黄帝内经》说"治痿者，独取阳明"呢？气血两虚可以引起肢体废痿不用，而足阳明胃属土，脾胃属土。而在经络上，阳明经为多气多血之经，刚好可以通过阳明经益气养血。所以从气血两补的角度上讲"治痿者，独取阳明也"。在临床中，我试过很多次，确实屡试不爽。如果是脚痿废无用的，我们独取足阳明胃经；如果是手废痿无用的，我们独取手阳明大肠经。

四、津液代谢失常

津液的代谢失常，是指精液生成、输布或排泄过程障碍。津液的正常代谢是维持体内津液生成、输布和排泄的基本条件。

津液代谢是一个复杂的生理过程，必须由多个脏腑的相互协调才能维持正常，诸如肺气的宣发和肃降，脾气的运化转输，肾气的蒸化，三焦的通调，以及肝气的疏泄都参与其中，以肺、脾、肾三脏的作用尤为重要，而其核心是气对津液的作用，因此，气的运动及其维持的气化过程调节着全身的津液代谢。

因此，如果肺、脾、肾等相关脏腑生理功能异常，气的升降出入运动失调，气化功能失常，均能导致津液生成、输布或排泄障碍，包括津液不足及津液在体内滞留的病理变化。

（一）津液不足

津液不足是指津液在数量上的亏少，进而导致内则脏腑，外而孔窍皮毛，失于濡润滋养，从而产生一系列干燥枯涩的病理变化。

1. 津液不足的原因

导致津液不足的原因，主要有三个方面。

（1）邪热伤津　如外感燥热之邪，灼伤津液；或邪热内生，如阳亢生热，五志化火等耗伤津液。外感燥热之邪在温病里描述得较多，如风燥伤肺可以引起咳嗽、咽痒，这其实是燥热之邪灼伤津液，代表方为桑杏汤加减。阳亢生热，比如肝阳上亢可以生热，见头痛、目赤肿痛等，中药菊花、桑叶都能起到一些作用，如果表现为头痛，用天麻钩藤饮、镇肝息风汤等；阳热热极生风的，用羚角钩藤汤；五志化火，肝郁脾虚再加化火这种情况，用丹栀逍遥丸。

（2）丢失过多　如吐泻、大汗、多尿及大面积烧伤等，均可损失大量津液。比如吐得过多，或者大汗淋漓，这时会出现嘴唇干裂，或者干燥，或小便太多出现口渴，这种情况属于津液丢失过多，最简单、最直接的治标方法是生津止渴，常用中药为天花粉、葛根、生地黄、麦冬等。

（3）生成不足　如体虚久病，脏腑功能减退，可见津液生成不足。治疗津液生成不足，归根结底，是以健脾胃为主，因为脾为气血生化之源，还包括津液，因为气血津液是可以相互转化的。另外，某些慢性疾病耗伤津液，也可以导致津液亏耗。如慢性胃阴虚、慢性肠道津亏、慢性肾阴亏均可以导致津液耗伤。胃阴虚用益胃汤，肺阴虚用沙参麦冬汤，肠道津亏用增液汤，肝阴虚用一贯煎，肾阴虚用六味地黄汤，心阴虚用天王补心丹等。

2. 临床表现

津和液，在性状、分布部位、生理功能等各方面均有不同，因此津和液不足的病机及临床表现也存在差异。津较清稀，流动性较大，主要分布于皮毛、孔窍、肌肉，并充盈血脉，以滋润作用为主。所以，从一定意义而言，伤津主要是丧失水分。临床上，伤津常见于吐泻之后。如夏秋季节，多有饮食伤中而致呕吐、泄泻，或吐泻交作，损失大量津液者，如不及时补充，可出现目陷、尿少、口干舌燥、皮肤干涩而失去弹性；甚者见目眶深陷、啼哭无泪、小便全无、精神委顿、转筋等症，严重者因血中津少而失去润滑流动之性，气随津泄而推动无力，血液运行不畅，而见面色苍白、四肢不温、脉微欲绝等危象。另外，炎夏、高热、多汗也易伤津，常见口渴引饮、大便燥结、小便短少色黄，气候干燥季节见口、鼻、皮肤干燥等，均属于伤津为主的临床表现。

3. 治疗

根据伤津原因的不同，我们治疗的手段也不尽相同。不管伤津的原因为何，治标的方法都是以养阴生津为主，常用的药有麦冬、天冬、百合、玉竹、天花粉、葛根、生地黄、知母等。大量的养阴生津方也大多由这些能够生津的药味组成，如沙参麦冬汤、益胃汤，含有沙参、麦冬，六味地黄丸有熟地黄可以养阴，增液汤有麦冬、生地黄养阴生津。

如何治其本呢？如果说伤津是由吐泻引起的，治本的办法肯定是止呕、止吐、止泻；如伤津是由小便尿多、尿崩引起的，那么治本的办法肯定是针对尿崩证治疗，养阴生津为辅；如是由于脾胃虚弱所引起的，应健脾胃。

液较稠厚，流动性较小，主要分布于脏腑、骨髓、脑髓、脊髓和关节之中，含有大量精微物质，以濡养作用为主。如热病后期或久病伤阴耗液，所见到的形瘦骨立、大肉尽脱、肌肤毛发枯槁，或手足震颤、肌肉瞤动、唇裂、舌光红无苔或少苔，则属于脱液的临床表现。必须指出，津和液本为一体，伤津和脱液在病机和临床表现方面虽有区别，但亦有联系。

一般而论，伤津主要是丢失水分，伤津未必脱液。脱液不但丧失水分，更损失精微营养物质，故脱液必兼津伤。从病情轻重而论，脱液重于伤津，可以说津伤乃液脱之渐、液脱乃津伤之甚，津易伤亦易补，而液一般不易损耗，一旦亏损则较难恢复。津伤可暴急发生而突然陷于气随津泄，甚至气脱的重危证候，则又非脱液可比。说白了，津伤可以引起急性危重证候，但治起来简单；液较稠，流动性小，不易损耗，一旦脱液较难恢复。比如肠道津亏，用增液汤增水行舟很快就能治疗肠道津亏引起的便秘。骨髓、脑髓、脊髓属于液，髓海不足所引起的老年痴呆、健忘的治疗应补液（肾）填精益髓，用血肉有情之品阿胶、龟胶、鹿角胶等，但大多缓慢而难以根治，想恢复到年轻人的状态更是不可能。液含有大量的精微物质，多与肾精相关，肾随着人的年龄增长逐渐衰退，《黄帝内经》说"年四十而阴气自半"，阴气就是指肾气，意思是人到四十岁肾气减半了，而液也随之流失。通过这两个例子，说明津易伤也易补，液难损却难补。

（二）津液输布排泄障碍

津液的输布和排泄是津液代谢中的两个重要环节。二者虽有不同，但其结果都能导致津液在体内不正常停滞，成为内生水湿痰饮等病理产物的根本原因。

津液的输布障碍，是指津液得不到正常的转输和布散，导致津液在体内环流迟缓，或在体内某一局部发生滞留。津液不化可致水湿内生，酿痰成饮。引起津液输布障碍的原因很多，如：肺失宣发和肃降，津液不得正常布散；脾失健运，可致水饮不化；肝失疏泄，气滞津停；三焦水道不利，不仅直接影响津液的环流，而且影响津液的排泄。凡此均致津液输布障碍而生痰饮水湿之患。

上述多种成因中，脾气的运化功能障碍具有特殊意义，这就是肺为贮痰之器、脾为生痰之源的原理。因脾主运化，不仅对津液的输布起重要作用，而且在津液的生成方面具主导作用。脾失健运不但使津液的输布障碍，而且水液不归正化，变生痰湿为患。故《素问·至真要大论》说："诸湿肿满，皆属于脾。"

津液的排泄障碍，主要是指津液转化为汗液和尿液的功能减退，而致水液潴留体内，外溢于肌肤而为水肿。津液化为汗液，有赖肺气的宣发功能。因肺主皮毛司呼吸，津液化为尿液，有赖肾气的蒸化功能。肺和肾的功能减弱，虽然均可引起水液潴留，发为水肿，但肾气的蒸化作用失常起着主导作用。这是因为肾阳肾阴为五脏阴阳之本，能推动和调节各脏腑的输布和排泄水液，而且水液主要是通过尿液排泄的。临床常用的五苓散、真武汤、苓桂术甘汤等，都是源于肾的蒸腾气化作用。

津液的输布障碍和排泄障碍常相互影响，互为因果，导致湿浊困阻、痰饮凝聚、水液潴留等多种病变。

1. 湿浊困阻

湿浊困阻多因脾运失常，津液不能转输布散，聚为湿浊，湿性重浊黏腻，易于阻遏中焦气机，而见胸闷、脘痞、呕恶、腹胀、便溏、苔腻等症。苔腻是湿浊的普遍表现，黄腻为湿热，白腻为寒湿。湿浊引起的胸闷用半夏瓜蒌枳实汤加减；若湿浊热结于胸中用小陷胸汤；痰湿脘痞用半夏泻心汤；呕恶用小半夏汤加减；兼胃气虚用大半夏汤化裁，腹胀用异功散、香砂六君丸；便溏用参苓白术散。

2. 痰饮凝聚

因脾肺等脏腑功能失调，津液停而为饮，饮凝成痰。痰随气升降，无处不到，病及脏腑经络，滞留于机体的不同部位而有多种病理变化。饮停之位比较局限，如饮停于胸胁的悬饮、饮留于胸膈的支饮等。痰一般停在咽喉部，用半夏厚朴汤。痰停于胸腔肺部出现的咳嗽，用二陈汤。痰蒙心窍扰乱心神，出现癫痫、不寐、梦游症，用涤痰汤加减治疗。痰聚集于胸部形成的乳腺增生，中医称为乳癖，用半夏、大贝、生牡蛎，有热的加夏枯草、玄参等软坚散结之品。如痰饮凝聚在四肢，出现西医所谓脂肪瘤，寒痰凝聚者用阳和汤，痰热凝聚者用清热解毒散结的连翘、贝母、胆南星、白芥子、半夏，其中胆南星、半夏、白芥子无论寒热都可用，也可祛皮里膜外之痰。痰饮聚集在子宫的子宫肌瘤、附件囊肿的治疗方法类似。

3. 水液潴留

多由肺、肝、脾、肾等脏腑失调，气不行津，津液代谢障碍，潴留于肌肤或体内，发为水肿或腹水。正如《景岳全书·肿胀》说："盖水为至阴，故其本在肾，水化力于气，故其标在肺；水惟畏土，故其制在脾。今肺虚则气不化精而化水，脾虚则土不制水而反克，肾虚则水无所主而妄行，水不归经则逆而上泛，故传入于脾而肌肉浮肿。"

4. 水肿

（1）阳水　易治而阴水难消，阳水多与肺相关，与表皮相关。

①风水相搏证：症见颜面浮肿，继而四肢浮肿，来势迅速，多出现表证；还可见恶寒发热，肢体酸楚，小便不利。应疏风解表、宣肺利水，代表方是越婢加术汤。

②湿毒浸淫证：可见眼睑浮肿、皮肤溃烂、恶风发热，也具有表证，用麻黄连翘赤小豆汤合五味消毒饮。

③水湿浸淫证：特点是起病缓慢，病史较长，下肢为甚，多与脾相关。主要以运脾化湿、通阳利水为治，代表方是五皮饮合胃苓汤加减。

④湿热壅盛证：症见遍体浮肿，皮肤发亮，烦热口渴。治法为分利湿热，代表方是疏凿饮子加减。

（2）阴水　阴水以虚证为主，包括脾阳虚衰、肾阳虚衰、瘀水互结证，久病必虚，久病必瘀，久病及肾。

①脾阳虚衰证：腰以下肿为甚，按之凹陷，不易恢复，脘腹胀闷，纳减便溏，面色不华，神疲乏力，四肢怠倦，脉沉缓或沉细。应健脾温阳利水，代表方剂是实脾饮加减。实脾饮是治疗脾阳虚、肝硬化腹水臌胀的主要方剂之一，如胰腺癌出现的臌胀、肝癌的臌胀。

②肾阳虚衰：见水肿反复，消减不易，面浮身肿，腰以下为甚，按之凹陷不起，尿量减少或反多，腰膝冷痛，四肢厥冷，怯寒神疲，

面色㿠白，甚至有胸闷，喘息难卧，腹大胀满，脉沉细或沉迟无力。应温肾助阳、化气行水，代表方剂是真武汤、济生肾气丸。

③瘀水互结：见水肿日久，轻重不一，四肢或全身浮肿，以下肢为甚，皮肤紫斑，有些地方刺痛，伴有尿血，舌质紫暗，脉沉细涩。应活血祛瘀，化气行水，代表方剂是五苓散合桃红四物汤。

以上所说的水湿痰饮皆为津液停聚所生，以状态（质地）而论，湿为弥漫质地，水为稀薄质地，痰较为稠厚质地，饮介于水痰之间。

另外，水饮痰的发病机理、停聚部位、临床表现各有特点，又难以截然分开，却可相互转化，故有痰湿、水饮、痰饮的并称。此外肾气与膀胱蒸化不行，尿液易停聚膀胱而难于排出，肺卫气机不利，腠理闭塞，玄府不通，汗出不畅，表现为少汗、无汗，也属于津液障碍的特殊变化。从这些方面看出津液代谢的复杂性了吧。

这里已经讲到肾与膀胱的蒸化不行，尿液停聚膀胱难于排出，那就给大家讲一个经方，关于《伤寒论》太阳膀胱蓄水证的。太阳膀胱蓄水证的代表方是五苓散，药物组成是猪苓、泽泻、白术、茯苓和桂枝，其中重用泽泻为君药，猪苓、白术、茯苓为臣，剂量最少的是桂枝。五苓散的主治有三个方面：一是太阳膀胱蓄水证，见小便不利，头痛发热，乏力，烦渴欲饮，水入即吐，脉浮。二是水湿内停化脓，见泄泻、小便不利。三是痰饮内停，见脐下动悸，而头眩。我们看一下《伤寒论》里五苓散方的原理。五苓散原为太阳膀胱蓄水证而设立，该证是伤寒太阳经邪未解，内传太阳之腑膀胱，导致膀胱气化不利，水湿内停所致。因邪犯太阳，表证未解，故头痛发热，脉浮；邪传太阳之腑，膀胱气化失司，水湿内结，故小便不利；气不化津，津液不得输布上焦，故烦渴欲饮；而下无出路，所以小便不利；内湿停聚于中，故水入即吐，水逆。总结一下，膀胱蓄水证病机为水液内停，外邪未解，故治以内行水湿、外散表邪。

五苓散中重用泽泻，因其能直达肾与膀胱，利水祛湿还能清热，为君；茯苓、猪苓淡渗利水，助泽泻利水祛湿之功，合而为臣；白术归脾经，健脾燥湿，促进运化，化水为津，又可输津四布，更有桂枝温通阳气，内助膀胱气化，布津液行水，散太阳经未解尽之表邪，共为佐药。药物合用，共奏化气行水解表之功。

有必要说明一下的是，五苓散既主下焦（膀胱）气化不利的蓄水证，又主中焦困脾，脾运不利，水湿内停，因此其有通利膀胱以健脾助运、通小便而利水湿、运化而祛水湿、健脾燥湿、渗水利湿之功，主治脾虚水湿内停所致的泄泻、水肿、痰饮等症。

简单剖析一下，太阳膀胱蓄水证开始为太阳经表邪未解，传到太阳之腑（足太阳膀胱），导致太阳气化不利，水湿内停在膀胱，小便不能正常排泄，由于膀胱是水的下源，三焦为水的通道，肺在上为上源，中间有脾，从上到下看起来像一条河道，河道的下源被堵，水湿排不走，你喝水，水没有出路，于是就吐出来，所以叫"水入即吐"，由于膀胱气化不利，水液不能上承口腔，于是口渴欲饮，就是因为水液分配不均衡。泽泻为君药，渗湿利尿，让小便有出处；白术来健脾，以重新布散津液；再用桂枝将膀胱水液气化蒸腾到达上部就不会口渴了，所以桂枝不仅解表，还可助膀胱气化，虽然量较小，但作用非常大。一个简单的方子宣通了三焦，将下游拥堵的闸门打开了，又将不能输布的津液通过桂枝的气化作用上输到嘴巴，将膀胱气化不利的问题解决了，猪苓、茯苓配合泽泻来疏通下焦，上中下三焦得宣。

所以我们在学习经方时，一定要学习经方究竟是怎样疏导、怎样在人体五脏六腑运行的，千万不要死记硬背条文。

（三）津液与气血关系失调

津液的生成、输布和排泄依赖脏腑的气化和气的升降出入，而气之循行亦以津液为载体，通达上下内外，遍布全身。其实气之循行不仅以津液为载体，还有血液，气的循行可以说是以体内所有液态物质为载体，有液体物质的地方就伴随着气的循行。

津液与血液相互化生，津液的充足是保持血脉充盈、运行通畅的条件，而血液的充沛和畅行也是津液充盛和流行的条件。津液和血液可以相互转化，津液在某些时候可以变成血液，血液在某些时候可以转化成津液。

因此津液与气血功能协调，乃是保证人体生理活动正常的重要方面。一旦津液与气血的关系失调则可以出现水停气阻、气随津脱、津枯血燥、津亏血瘀、血瘀水停等病理变化。下面我们分别论述。

1. 水停气阻

水停气阻是指津液代谢障碍，水湿痰饮停留，导致气机阻滞的病理变化。因水湿痰饮皆为有形之邪，易阻遏气的运行，其临床表现因水液停蓄的部位而不同。比如水饮停于肺，肺气壅滞，宣降失职，可见胸满咳嗽，喘促不能平卧；水饮凌心阻遏心气，则可见心悸心痛。

水饮停滞中焦阻遏脾胃气机，可致清气不升、浊气不降，而见头昏困倦、脘腹胀满、纳化呆滞；水饮停于四肢，则可使经脉气血阻滞，可见四肢浮肿、沉重胀痛等临床表现。

水停气阻实际上是对痰湿水饮的另外一种表达，而痰湿水饮之前我们也有讲过，因为水湿痰饮在临床中特别重要，所以我们花点儿时间复习一下。

水湿痰饮我们大致把它分成四个方面，即痰饮、悬饮、溢饮和支饮。

痰饮是心下满闷，呕吐清水痰涎，胃肠沥沥有声，形体昔肥今瘦，属饮停胃肠。悬饮，胸胁饱满，咳喘隐痛，喘促不能平卧，属于饮留胁下。溢饮，身体疼痛而沉重，甚至肢体浮肿，当汗出而不汗出或伴咳喘。支饮，咳逆倚息，短气不得平卧，其形如肿，属饮邪支撑胸肺。那么就病位而言，痰饮是在胃肠，悬饮是在胸胁，溢饮是在四肢，支饮是在肺。从临床表现看，痰饮以脘痞、肠鸣、吐清涎为主，悬饮以胸胁不适、咳喘咳嗽时引起胸胁疼痛为特点，溢饮是以四肢肿胀重痛为主，支饮主要表现为咳逆倚息、短气不得卧。

每一种痰湿水饮在临床当中都有不同的证型，在这里我们简单地区分一下证型和代表方药。

①痰饮，分为脾阳虚证和饮留胃肠证。脾阳虚证，主要是要温脾化饮，因为会有脘腹喜温畏冷、泛吐清水痰涎或者饮入即吐，或者是伴有头昏目眩等。我们选用的代表方剂是苓桂术甘汤和小半夏加茯苓汤加减。饮留胃肠证，见心下坚满，脘痛自利，利后而反快，虽利心下坚满，或水走肠间沥沥有声，或腹满或便秘。这种情况是水饮蕴结胃肠而郁久化热，所以我们采用攻下逐饮的方法，代表方剂是甘遂半夏汤，或己椒苈黄丸加减，有一些肝硬化腹水臌胀，可以参考饮留胃肠治疗。

②悬饮分的证型稍微多点，分为邪犯胸肺、饮停胸胁、络气不和、阴虚内热4个证型。

邪犯胸肺的临床表现有寒热往来，身热起伏，或者说发热却不恶寒，有汗但热不解，咳嗽痰少，气急，胸胁有刺痛，心下痞硬，干呕，口苦咽干。需要采用和解宣利的治法，代表方剂用柴枳半夏汤加减。某些胰腺癌、胰腺癌转肝癌，或者胃癌出现上述情况，属于邪犯胸肺证，甚至伴随少阳证，临床可用柴枳半夏汤。柴枳半夏汤有小柴胡汤的成分柴胡、黄芩和解少阳，枳壳、枳实、半夏、瓜蒌宽胸，轻症用枳壳，重症用枳实。

饮停胸胁，症状为胸胁疼痛，咳喘隐痛，呼吸困难，气喘急促，难以平卧，或仅能偏卧于停饮的一侧。一些胰腺癌、肝癌转肺癌会出现这种情况，我们用泻肺去饮的方法，代表方剂是椒目瓜蒌汤和十枣汤或者控涎丹加减。肝硬化腹水、胰腺癌、肝癌转肺癌的时候，我们会参考支饮的治法。但是有必要说一下，如果用十枣汤或者控涎丹峻下逐水的话，可以从小剂量开始，逐渐递增，一般连续服用三到五日后要停两三天再服，注意保护胃气。如果吃了药出现呕吐腹痛、腹泻太剧，可以适当减量或者停服，伺机再继续。

络气不和，胸胁疼痛如灼烧如刺，就是像针刺灼烧一样胸闷不舒，呼吸不畅，会有梦咳。那么这种情况是饮邪久瘀，气机不落，脉络闭阻。以行气降气活血为治，用香附旋覆花汤加减。伤正太久，引起虚证的话，可以适当加些黄芪、党参、茯苓等扶正。

阴虚内热，可见咳嗽时作，吐出少量黏痰，口干咽燥，或伴午后潮热，颧红心烦，手足心热，盗汗，或伴有胸胁闷痛，病久不愈，形体消瘦，舌红，苔少，脉细数。这是饮阻气郁，饮阻滞经络又有气郁，化热伤阴，肺气不利。我们以滋阴清热为主，代表方药为沙参麦冬汤合泻白散加减。

③溢饮，是水饮流溢到四肢肌肉，溢饮往往伴外感风寒，外感风寒，玄府闭塞，导致肺脾宣疏失职，而水饮流溢四肢肌肉，寒水相杂为患。如果溢饮属于表寒里饮证的话，外有寒内有饮的，我们以发表化饮为主，代表方剂是小青龙汤加减。郁久化热，外寒内热的，可以在小青龙汤基础上加石膏；如果表寒不明显，我们可以改用大青龙汤。水饮内停导致肢体浮肿明显、尿少时，我们可以加五苓散。如果饮邪犯肺，导致喘息、痰鸣、不得卧，我们可以用葶苈大枣泻肺汤，但是这已经夹杂了支饮，类似西医的恶性胸腔积液，或者其他方面的积液。

④支饮，也分了两个证型，第一个是寒饮伏肺，第二个是脾肾阳虚。寒饮伏肺，我们仍然以小青龙汤加减治疗，只要肺上有寒饮的，如果无外寒就去麻黄，有外寒内饮就用小青龙汤，干姜、附子、细辛、半夏温肺化饮。饮邪壅盛，咳逆、喘息、胸痛、烦闷，我们可以加甘遂和大戟，峻下水饮。如果没有寒热症状，只有动则喘甚、易汗出，这是肺气虚，可以用苓甘五味姜辛汤。如果饮多而寒少，没有表证，我们可以用小青龙汤去麻黄。如果没有表证但是咳喘非常严重，

胸满气逆，这时候我们可以用葶苈大枣泻肺汤。葶苈大枣泻肺汤治疗恶性胸腔积液，喘息非常严重，不得卧，效果非常好。喘得越厉害，效果越好，我试用过好多次。

如久病邪实正已虚，饮瘀化热，见喘满胸闷，心下痞坚，注意不是痞满，是痞坚，反渴，面色黧黑，苔黄而腻，脉沉紧。这种情况我们可以用木防己汤加减治疗。心下痞坚，一部分见于胰腺癌，一部分见于胃癌。好多西医的癌症可见水湿痰饮，所以说，如果水湿痰饮不学好，想去治癌症，那就是个笑话。

饮邪结实就成了实证，那我们可以加茯苓和芒硝来消水破结。芒硝，表面上看是通下药，其实可以引水从肠道下行，当然要用得好才行。有些医生治癌症时不敢下芒硝，因为他没有明确的认识，或者说没有全面的认识。

如痰饮久瘀，酿生痰热，损伤肺阴，见咳喘咳痰，痰稠厚而黄，口干咽燥，舌红少津，脉细数，这时实际上是阴虚加痰，我们用麦门冬汤，可以加川贝、木防己、海蛤，如果有热可以加黄芩。

脾肾阳虚，这个就简单一些，喘促动则为甚，心悸气短或伴咳嗽气泻，痰多湿少，胸闷，畏寒肢冷，神疲，少腹拘急，甚至脐下动悸，小便不利，下肢浮肿或吐涎沫，而头目眩晕，舌体胖大，脉沉细而滑，这是支饮日久，脾肾阳虚，饮凌心肺，饮凌到肺就咳喘，饮凌到心就心悸了，就这么简单。我们用金匮肾气丸合苓桂术甘汤，其实苓桂术甘汤本来就可以治疗由于水饮引起的心悸、头昏、咳喘，但是脾肾阳虚，我们用金匮肾气丸固其本，其实我个人认为用右归丸合苓桂术甘汤更好一些，肾阳虚用右归丸比金匮肾气丸要好，脾阳虚用附子理中丸加右归丸再合苓桂术甘汤可能会更优化一些。

2. 气随津脱

气随津脱主要指津液大量丢失，气失其依附而随津液外泄出现暴脱亡失的病理变化，多由高热伤津或大汗伤津或严重吐泻耗伤津液所致。《伤寒论·辨阳明病脉证并治》说："发汗多，若重发汗亡其阳。"这个就是汗出过多，是津液外泄，阳气随之亡失的病理变化，《金匮要略心典·痰饮篇》也指出："吐下之余，定无完气。"这也是说明了频繁而大量的呕吐、泄泻皆可使气随津液的耗伤而脱失。

这种气随津液脱失的情况，我们以益气生津为主，既能益气又能生津的药有太子参、西洋参、石斛。

热伤津，或者大汗伤津导致的气随津脱叫气津两伤，在温病学里有很多方子。比如《温热经纬》里面有一个方子叫清暑益气汤，原方本来是治疗中暑受热的气津两伤，西洋参、石斛两药都用到了。

3. 津枯血燥

津枯血燥主要是指津液匮乏、枯竭导致血燥虚热内生，或血燥生风的病理变化。津液是血液的重要组成部分，津血又同源于后天之水谷精微，若因高热伤津或烧烫伤，引起津液耗损或阴虚劳热，津液暗耗，均会导致津枯血燥，而见心烦、鼻咽干燥、肌肉消瘦、皮肤干燥或肌肤甲错、皮肤瘙痒或皮屑过多、舌红少津等临床表现。

津枯血燥，如果治其标的话，那肯定是养阴生津、养血，如果生风了，我们还要祛风。生津有很多代表方，比如沙参麦冬汤、益胃汤、增液汤；而养血以四物汤为典型代表，当归、熟地、芍药，可以根据情况用白芍或者赤芍。

所以津枯血燥，在不同的脏腑选用的方药不一样，但是医理是一样的，无非就是养阴生津，而养血，如果产生皮肤瘙痒的话，那就要养血祛风，比如用当归饮子。

4. 津亏血瘀

津亏血瘀主要是指津液损耗导致血行瘀滞不畅的病理变化，津液充足是保持血脉充盈，血行通畅的重要条件，若因高热烧伤或吐泻、大汗等因素，致使津液大量亏耗则血量减少，血液循行滞涩不畅，从而发生血瘀之病变。临床表现除见到原有的津液不足的表现外，还会出现舌质紫绛或有瘀点瘀斑，或者见到斑疹显露等。

《读医随笔·卷三》说："夫血犹舟也，津液水也，津液为火灼竭，则血行愈滞。"说明了热灼津亏导致血瘀的机理。那么热灼津亏导致血瘀无非是养阴生津，再辅以活血化瘀。

这个"夫血犹舟也，津液水也"，说白了就是津液如同河流的水一样，而血就如同留在河流里面的船一样。津液亏可能有很多原因，比如热灼津亏，不管什么原因导致津亏了，就是河里的水干涸了，那么船就停在那里了，所以"津液为火灼竭，则血行愈滞"，就是津液亏少后，血停在那里不动了，血停不动不就是瘀血。津亏可以导致血瘀就这么简单。

既然机理是这样的，治疗津亏导致血瘀的根本是生津，既然"夫血犹舟也，津液水也"，水干了，我们把水灌上，这个舟不就可以行了吗？所以这种方法，就是我们说的"增水行舟"，增水行舟本来说肠道的，根据这个机理创制的增液汤里的增水行舟是指肠道津亏，而大便秘结不行，那个舟是指大便，而我们这里的增水行舟是指增水液而行瘀血，这个舟是指血。我们在治疗法则上仍然用增水行舟以养阴生津，酌情辅一点活血化瘀之品。这个思路类似增液承气汤，就是在增液的基础上，合承气汤成增液承气汤，增液汤治其本，承气汤治其标，我们这里增液以治其本，化瘀以治其标是一个机理。

5. 血瘀水停

血瘀水停是指因血脉瘀阻导致津液输布障碍，而水液停聚的病理变化。血中有津，脉外之津液可渗入血中，血瘀则津液环流不利。血瘀必致气滞，气滞可以导致血瘀，相互影响，故血瘀常伴水停。

所以说很多水肿，我们为什么在利水的情况下还要活血，就是血瘀常伴水停，其实水停也常伴血瘀，泽兰、益母草既能化瘀，又能利水。所以二者常常在水肿中相需为用。

如心气亏虚运血无力，血脉瘀阻，除见到心悸、气喘、口唇爪甲青紫、舌有瘀点或瘀斑，甚则胁下痞块等症外，亦可见下肢、面目浮肿。胁下痞块，那不相当于西医的肝硬化、肝癌之类，肝硬化、肝癌很多都会引起水肿，中医其实可以通过血瘀水停来解释。

血瘀水停，从这四个字上做文章的话就是桃红四物汤加五苓散，或者真武汤，或者苓桂术甘汤，或者济生肾气丸等。

根据血瘀部位的不同，我们可以选不同的方药，比如血府逐瘀汤、膈下逐瘀汤、少腹逐瘀汤等，之前水湿痰饮里面讲关于利水的方药太多了，这里就不展开了。随证治之，辨证论治，千变万化，不离其宗。

五、内生五邪

内生五邪，指在疾病过程中，机体自身由于脏腑功能异常而导致化风、化火、化寒、化燥、化湿的病理变化。

我们说外感六淫，内生五邪，六淫比五邪多一个"暑"，暑呢，是由于时令原因，只是外邪的一种特殊情况，内生不能生暑，所以说外感六淫而内生五邪。风、寒、暑、湿、燥、火，去掉暑之后，其他五个都可以内生，所以统称为内生五邪。

因病起于内，又与风、寒、湿、燥、火邪所致病证的临床征象类似，故分别称为"内风""内寒""内湿""内燥"和"内火"，统称为内生五邪。内生五邪并不是致病因素，而是由于脏腑、经络及精气血津液的功能失调所引起的综合性病机变化。

内生五邪与外感六淫有一定区别：内生五邪属于内伤病的病机，

外感六淫属于外感病的病因。

（一）风气内动

我们首先看一下内风，我们也称之为"风气内动"。

风气内动，即"内风"，是与外风相对，指脏腑气血失调，体内阳气亢逆而致风动之征的病理变化。这个内风并不是我们临床上所讲的类风湿，内风是针对外风，是完全不同的两个概念。所以说，一些中医理论学得不好的民间医生号称治内外风湿，其实根本没有"内外风湿"这个说法，风湿就风湿，风湿和类风湿根本就不是内外之分。我们这里所说的内风，是由于内部原因生风，并不是类似于风湿病的类风湿，这个必须得区别开来。

在叶天士的《临证指南医案》中指出："内风乃身中阳气之变动。"由于"内风"与肝的关系密切，故又称肝风内动或肝风。凡是在疾病发展过程中，因为阳盛，或阴虚不能制阳，阳升无制，出现动摇、眩晕、抽搐、震颤等类似风动的病理状态，都是风气内动的具体表现。《素问·至真要大论》说："诸暴强直，皆属于风。""诸风掉眩，皆属于肝。"即指明了内风的临床表现，不仅与外风为病相类似，而且指出了与肝密切相关，所以唐朝以前的中风，大部分是以外风立论，如唐朝的小续命汤、金元四大家的大秦艽汤，唐朝以后以内风立论居多。

风气内动的病机，主要有肝阳化风、热极生风、阴虚风动、血虚生风等，我们分别以这几种风来论述一下。

1. 肝阳化风

肝阳化风，是指肝阳偏亢或肝肾阴亏，阴不制阳，致肝阳亢逆无制而动风的病理状态。多由于情志所伤，肝郁化火；或年老肝肾亏虚，主要是阴亏；或操劳过度等，耗伤肝肾之阴，导致阴虚阳亢，风气内动。

常见临床表现：轻者可见到肌肉震颤，筋惕肉瞤、肢麻震颤、眩晕欲仆，或口眼㖞斜、半身不遂。严重者则因血随气上升而引发卒然仆倒，或为闭证，或为厥证。说白了，就是中风中经络和中风中脏腑的区别。中经络呢，可能轻一点，中脏腑严重一点，可以导致突然仆倒，或者成为闭证，或者成为厥证，严重的需要抢救，抢救不及时，可能这个病人就保不住了。

这种肝阳化风，临床代表方剂有天麻钩藤饮、镇肝息风汤等。镇肝息风汤来源于张锡纯的《医学衷中参西录》，重用怀牛膝为君药，再用镇肝阳之品，标和本的药都下了，所以它治疗肝阳化风的肝阳上亢效果非常好。肝阳化风之薄厥本在肝肾，标在头部。

2. 热极生风

热极生风，又称热甚动风，指邪热炽盛，燔灼津液，劫伤肝阴，致使筋脉失养而动风的病理状态，多见于热性病的极期，由于火热亢盛，煎灼津液，致使筋脉失养，动而生风。

常见临床表现：在高热不退基础上出现惊厥、抽搐、鼻翼扇动、目睛上吊、神昏谵语等。这种情况的代表方剂用羚角钩藤汤，急救的时候用安宫牛黄丸。当然清热息风的方药都可以采用，我们只是说一下代表方药。

比如感冒，高烧40多度不退，最后出现抽搐、惊厥、神昏谵语的情况，我们常用牛黄，牛黄可以清热息风，安宫牛黄丸加一些息风药，可以治疗高热严重的惊厥抽搐、神昏谵语，有时候比西医抢救的效果还快还好。有一些热极生风的情况，可以直接用羚羊角急救，羚羊角磨末，温水送用，当场就可以见效。当然羚羊角很名贵，长期用的话用水牛角替代。

3. 阴虚风动

阴虚风动，指阴气衰竭，宁静、抑制功能减退而动风的病理状态。多见于热病后期，或由于久病耗伤，阴气和津液大量亏损，阴虚则阳亢，抑制能力减弱，加之筋脉失之滋润，变生内风。临床可见筋挛肉瞤、手足蠕动等动风症状，并见低热起伏、舌光红少苔、脉细如丝等阴气衰少表现。阴虚风动的代表方剂是大定风珠。源自《温病条辨·卷三》，大定风珠里面有养阴的，比如麦冬、白芍、阿胶，再加鳖甲、龟板、牡蛎来潜阳。

4. 血虚生风

血虚生风，是血液虚少，筋脉失养而动风的病理变化。多由于生血不足或失血过多，或久病耗伤营血，肝血不足，筋脉失养，或血不荣络，致虚风内动。

临床可见肢体麻木不仁、筋肉跳动，甚则手足拘挛不伸等症。这种血虚生风，代表方剂是黄芪桂枝五物汤，以芍药养血，以黄芪益气，来达到养血祛风的目的。

此外，还有血燥生风这种情况，指血虚津亏，失润化燥，肌肤失于濡养而生风的病理变化。多由久病伤阴耗血，或年老精亏血少，或长期营养缺乏，生血不足，或瘀血内结，新血生化障碍等原因，导致局部或全身肌肤失于濡养，经脉气血失于和调，血燥而化风。

临床可见皮肤干燥或肌肤甲错，并有皮肤瘙痒或落屑等症状。这种血燥生风往往和血虚生风一起考虑，这种皮肤瘙痒的血燥生风，说血虚生风也可以，我们可以用当归饮子。当归饮子以四物汤合荆芥、防风、黄芪、白蒺藜、何首乌组成，四物汤本来就是补血的基本方，当归饮子可以治疗这种血虚生风或血燥生风引起的皮肤瘙痒，以及很多皮肤病，包括很多由于血虚或者血燥引起的脱发伴随脱屑、头皮瘙痒，既能养血，又能祛风，还能润燥。血虚也能引起便秘，如果血虚生风、血燥生风伴随便秘的话，我们用的代表方剂是麻子仁丸，麻子仁就是养血祛风通便嘛。

我们在用当归饮子的时候要与消风散区分开来。二者都治皮肤病，消风散对应的是由外风引起的皮肤病，而当归饮子治疗的是血虚生风，内风引起的皮肤病。

（二）寒从中生

寒从中生，又称"内寒"，是指机体阳气虚衰，温煦气化功能减退，虚寒内生，或阴寒之气弥漫的病理变化。

因先天禀赋不足，阳气素虚，或久病伤阳，或外感寒邪、过食生冷，损伤阳气，以致阳气虚衰。阳气虚衰，不能制阴祛寒，故阴寒内盛。一般表现为阳热不足，温煦失职，虚寒内生，可见面色苍白、畏寒喜热、肢末不温。肢末不温是指四肢末端不温。

当然寒从中生，除四肢不温以外，在不同的脏腑，不同的地方会出现区域性的怕冷，也就是不一定是四肢末端，还有舌质淡胖，苔白滑润，脉沉迟弱或筋脉拘挛、肢节痹痛等症。寒从中生可导致痛痹、寒痹（痹证的一种），我们用乌头汤作代表。内寒的病机，主要与脾肾阳虚有关。这句话很重要，我们在看舌象的时候，舌体胖大的人好多也有齿痕，都是脾肾阳虚。有的脾阳虚，脾阳虚久了，导致肾阳虚；有的是肾阳虚，肾阳虚久了也可以引起脾阳虚，最后导致脾肾都阳虚。脾为气血生化之源，脾阳能达于肌肉四肢。肾阳为人身阳气之根，能温煦全身脏腑形体。故脾肾阳气虚衰，则温煦失职，最易表现虚寒之象，而尤以肾阳虚为关键。故《素问·至真要大论》说："诸寒收引，皆属于肾。"关于肾阳虚，我们有特别多的代表方剂，比如《伤寒杂病论》里的金匮肾气丸、张景岳的右归丸都是可以温肾阳的。

阳气虚衰，则蒸化水液的功能减退，水液代谢障碍，从而导致病理产物积聚或停滞，形成水湿、痰饮等。故《素问·至真要大论》说："诸病水液，澄澈清冷，皆属寒。"临床多见尿清长、涕唾痰涎稀薄清冷，或大便泄泻，或水肿等，多由阳气不足，蒸化无权，津液不能正常输布代谢所致。

当然，寒气在不同的地方用不同的代表方剂。比如，外寒内饮在肺部的，我们用小青龙汤。脾阳虚我们用附子理中丸。肾阳虚用桂附地黄丸、右归丸。脾阳虚引起的大便泄泻，用附子理中丸合参苓白术散。如果肾阳虚引起的水肿，用桂附地黄丸合五苓散、苓桂术甘汤、真武汤等。由脾阳虚引起的水肿或者腹水，我们用实脾饮加减加减。

阳气虚衰不能温煦血脉，反生内寒以收引血脉，血脉收缩则血流迟缓不畅，重者可致血液停积于血脉和脏腑之中，形成瘀血。临床可见痛处固定，遇寒加重。比如痛经，由宫寒引起的痛经，治法以温阳祛寒、活血为主，我们用艾附暖宫丸、温经络或少腹逐瘀汤等加减治疗。

阳虚阴盛之寒从中生，与外感寒邪或肆食生冷所引起的寒证，即"内寒"与"外寒"之间，不仅有所区别，而且还有联系。其区别是，"内寒"的临床特点主要是虚而有寒，以虚为主，所以我们以补为主；"外寒"的临床特点是以寒为主，亦可因寒邪伤阳而兼虚象。两者之间的主要联系是寒邪侵犯人体，必然会损伤机体阳气，而最终导致阳虚。而阳气素虚之体，则又因抗御外邪能力低下，易感寒邪致病。比如外寒引起的胃痛，我们用良附丸，高良姜暖胃祛寒，香附行气止痛。如果是内寒，那就不用良附丸了，我们可以用附子理中丸。它们的区别，一个在内，一个在外，但是又可以相互影响。

（三）湿浊内生

湿浊内生，又称"内湿"，是指由于脾气运化水液功能障碍而引起湿浊停滞蓄积的病理状态。由于内生之湿多因脾虚生湿，故又称之为"脾虚生湿"。内生的痰湿水饮，大多由脾虚引起。而我们所能见到的有形之痰是从肺部咳出来的。所以有这么一句话，脾为生痰之源，肺为储痰之器。当然这句话也不是绝对的，因为有一些痰在肢体关节等其他地方，也不一定说肺就是唯一的储痰之器。比如痰湿在肢体关节，会酸胀痛；痰湿聚而成块，形成的囊肿、肿瘤、包块，甚至癌症，那它也不仅仅是储存在肺，这点必须要说明。

内湿的产生，多因过食肥甘，嗜烟好酒，恣食生冷，内伤脾胃，致使脾失健运，不能为胃行其津液，或喜静少动，素体肥胖，情志抑郁，以致气机不利，津液输布障碍，聚而成湿所致，因此，脾的运化失职是湿浊内生的关键。说白了，脾阳虚可以产生湿，肾阳虚可以引起脾阳虚而导致痰湿，而有痰湿之人，久之亦可伤阳气，反过来导致脾阳或者肾阳虚，或者脾肾都阳虚。

湿性重浊黏滞，多阻遏气机，故其临床表现常可随湿邪阻滞部位的不同而异。如湿邪留滞经脉之间，则见头重如裹，肢体重着或屈伸不利。故《素问·至真要大论》说："诸痉项强，皆属于湿。"湿犯上焦，则胸闷咳嗽；湿阻中焦，则脘腹胀满，食欲不振，口腻或口甜、舌苔厚腻；湿滞下焦，则腹胀便溏、小便不利；水湿泛溢于皮肤肌腠理，则发为水肿。故《素问·六元正纪大论》说："湿胜则濡泄，甚则水闭胕肿。"湿浊虽可阻滞于机体上、中、下三焦的任何部位，但仍以湿阻中焦脾胃为多。

湿浊犯头窍的话，导致头重如裹，我们用的代表方剂是半夏白术天麻汤。湿浊如果犯于胸腔，导致胸闷咳嗽，用二陈汤加减治疗。湿浊阻于中焦，脘腹胀满，食欲不振，用香砂六君子丸进行加减治疗，或者是胃苓汤。当然，后来有一个方子叫除湿胃苓汤，我们多用其治疗皮肤病。如果湿气在下焦，引起小便不利，可以用五苓散、真武汤、苓桂术甘汤。如果湿浊形成痰浊，聚于下焦而引起月经过少，或者不孕症，我们选用的方剂是苍附导痰丸。如果水湿泛溢于皮肤腠理，发为皮肤水肿的话，我们用五皮饮。如果湿浊引起水肿，那么就看是脾阳虚还是肾阳虚，我们可以用实脾饮、五苓散、真武汤、苓桂术甘汤、济生肾气丸等，辨证论治，对证下药。

此外，外感湿邪与内生湿浊在其形成方面虽然有所区别，但二者亦常相互影响。湿邪外袭每易伤脾，脾失健运又滋生内湿。故临床所见，脾失健运，内湿素盛之体，易外感湿邪而发病。说白了就是一个人平时本来就脾虚，有湿气，那他就容易感受外面之湿邪发病。

（四）津伤化燥

津伤化燥，又称"内燥"，与外燥相对，指体内津液耗伤而干燥少津的病理变化。多因久病伤津耗液，或大汗、大吐、大下，或亡血失津导致津液亏少，以及热性病过程中热盛伤津等所致。由于津液亏少，不足以内溉脏腑，外润腠理孔窍，从而燥由内生，故临床多见干燥不润等病变。

内燥病变可发生于各脏腑、组织，而以肺、胃及大肠为多见。内燥病变，临床多见津液亏少、枯涸之症，如肌肤干燥不泽，起皮脱屑，甚则皲裂、口燥咽干唇焦、舌上无津或龟裂、鼻干目涩少泪、爪甲脆折、大便燥结、小便短少等。如以肺燥为主，还兼见干咳无痰，甚则咯血，这种情况我们可以用沙参麦冬汤治疗。以胃燥为主时，可见食少、舌干无苔，我们可以用益胃汤。若系肠燥，则兼见便秘等症，我们可以用增液汤以增水行舟。

内燥与外燥既有区别又有联系：外燥伤人多在秋季，多易伤肺。内燥则由于全身脏腑组织功能失常，津液亏少所致，可以发生在各脏腑组织，但以肺、胃、大肠多见。无论外燥还是内燥都以津液不足、脏腑组织失于濡养为特征。外燥伤人多在秋季，多易伤肺。这里说得不太详细。比如有人到了秋天，就易干咳，这确确实实是外燥伤人在秋季，我们用沙参麦冬汤、百合固金汤之类。但是有人会在秋季出现手足脱皮，皮肤干燥，这也属于外燥伤人，因为中医基础理论讲肺主皮毛、司呼吸。这种情况可以用清燥救肺汤。千万不要以为清燥救肺汤就是治疗咳喘的，我们一样可以用它加减治疗皮肤干燥、脱皮，一样可以治疗由于肺与大肠相表里的某些便秘。

本科教材里面说津伤化燥证以肺、胃、大肠多见，其实肝也会有。肝的津伤化燥，可以引起双目干涩，就是眼睛比较干涩，因为肝开窍于目。爪甲易折，爪甲也是属肝所主。所以说由于肝的津伤化燥出现的目涩少泪，我们仍然是从肝上论治，采用的代表方剂是杞菊地黄丸。爪甲易折，我们用一贯煎加减治疗。

（五）火热内生

火热内生，又称"内火"或"内热"，与外火相对，指脏腑阴阳失调，而致火热内扰的病理变化。火热内生有虚实之分，其病机主要有以下四个方面。

1. 阳气过盛化火

人身之阳气在正常情况下有温煦脏腑、经络等作用，中医称之为"少火"。但是在病理情况下，阳气过盛，功能亢奋，必然使物质的消耗增加，以致伤阴耗津。此种病理性的阳气过亢，我们则称为"壮火"，又称之为"气有余便是火"。

《黄帝内经》说："少火生气，壮火食气。"如何理解少火？少火是正常的阳气，具有温煦作用。阳气过度了，我们称之为壮火，所以壮火是一种邪火，又称内火或内热。这里必须要区分开来。这个概念搞清楚之后，我们就不会把它与君火、与相火搞混。关于君火和相火，在前面的课程中已经讲得非常详细了，我在这里不啰嗦了。少火是正常的火，壮火是一种邪火，所以少火生气，壮火食气。我们说"气有余便是火"，这种壮火我们得泻，实则泻之嘛，有很多可以泻火的药，比如石膏。

2. 邪郁化火

邪郁化火包括两方面的内容：

一是外感六淫病邪，在疾病过程中，皆可郁滞而从阳化热化火，如寒郁化火、湿郁化火等。

二是体内病理性代谢产物，如痰、瘀血、结石和食积、虫积等，都能郁而化火。寒郁化火，比如治疗外寒入里化热可用麻杏石甘汤，治疗肺脏的寒郁化热可用越婢加半夏汤。湿郁化火就比较多了，比如治疗午后发热用三仁汤，就是由湿气产生的热；比如由湿气引起的黄疸，用茵陈五苓散等。治疗痰化火的代表方剂是温胆汤、黄连温胆汤。瘀血化火，我们用桃红四物汤、少腹逐瘀汤、膈下逐瘀汤、身痛逐瘀汤、通窍活血汤等，瘀血去掉了，火就没了。结石呢，我们治疗肾结石用三金排石汤，金钱草、鸡内金、海金沙；治疗胆结石用五金排石汤，在金钱草、鸡内金、海金沙的基础上，加郁金、金铃子了，当然也可以用《医门推敲·壹》里面的天下无石汤。食积化火，保和丸就可以了。虫积用使君子丸、肥儿散都可以。

3. 五志过极化火

又称为"五志之火"。多指由于情志刺激，影响脏腑精气阴阳的协调平衡，造成气机郁结或亢逆，气郁日久则可化热。气逆自可化火，因之火热内生。这种情况的代表方剂有丹栀逍遥丸、龙胆泻肝汤、金铃子散等。

4. 阴虚火旺

阴虚火旺属虚火，多由于阴气大伤，阴虚不能制阳，阳气相对亢盛，阳亢化热化火，虚热虚火内生。一般来说，阴虚内热多表现为全身性的虚热征象，如五心烦热、骨蒸潮热、面部烘热、消瘦、盗汗、舌红少苔、脉细数无力等。

阴虚火旺，多见集中于机体某一部位的火热征象，如虚火上炎所致的牙痛、齿衄、咽痛、颧红等。

心阴虚，用天王补心丹。肺阴虚，用沙参麦冬汤。胃阴虚，用益胃汤。肝阴虚，用一贯煎。肾阴虚，用六味地黄丸。当然左归丸也可以治肾阴虚，代表方剂特别多。

第三节 疾病传变

　　疾病处于不断的变化中，任何疾病都有其发生、发展过程。由于致病因素的不同，患者体质强弱的差异，外在条件的不一，以及医护措施得当与否，都能影响疾病的发展和演变趋向，使疾病过程表现得复杂多变。

　　传变是指疾病在机体脏腑组织的转移和变化。从本质上讲，是疾病在其发展过程中不同时间、不同层次上，人体脏腑经络及精气血津液等各种病理改变的复杂联系和变化。疾病传变，就是阐明疾病过程中各种病理变化的演变与发展规律。

　　疾病传变，不外两种形式：一是病位的转移，二是病性转化。

一、病位的转移

　　病位，即疾病所在的部位。人是一个有机的整体，机体的表里之间、脏腑之间均有经络相互沟通联络，气血津液循环贯通。因此，某一部位的病变可以向其他部位扩展，从而引起该部位发生病变，这就是病位的转移。常见的病位转移包括表里之间与脏腑之间的传变，而外感病和内伤病的传变又各有特点。

　　外感病发于表，其病位主要是自表入里、由浅而深或向相反方向传变。所以外感病的基本传变形式是表里之间的传变。内伤病起于脏腑，发展变化过程是由病脏波及其他脏器，所以内伤病的基本传变形式是脏腑间的传变。但这也是相对的，如外感病由表入里后，也可引

133

起脏腑间的传变；内伤病亦有脏腑与经络、脏腑与形体之间的表里、浅深的传变。

掌握病位的传变规律便能把握病势发展趋向，从而抓紧时机进行治疗，以防疾病发展，将疾病治愈在初级阶段。《素问·阴阳应象大论》说："邪风之至，疾如风雨，故善治者治皮毛，其次治肌肤，其次治经脉，其次治六腑，其次治五脏。治五脏者，半生半死也。"这段话说明掌握疾病传变规律，早期治疗的重要性。

接下来我们从表里出入以及外感病传变、内伤病传变三个方面具体讲解。

（一）表里出入

表与里，是一个相对的概念，其所指病变部位并不固定。表里是区别病位内外和病势深浅的纲领。病在表，多见于皮毛、肌腠、经络的病理变化和相应临床表现；病在里，多见脏腑、精气血津液的病理变化和相应临床表现。

由于疾病表里的传变，意味着病邪的表里出入变化，故亦称邪之表里出入。表里出入又分为表病入里和里病出表。

1. 表病入里

表病入里即表邪入里，指外邪侵袭人体，首先停留于机体的肌肤卫表层次，而后内传入里，病及脏腑的病理传变过程。常见于外感疾病的初期或中期，是疾病向纵深发展的反映。多由于机体正气受损，抗病能力减退，正气不能制止病邪的致病作用，病邪得以向里发展，或因邪气过盛，或因失治、误治致表邪不解，迅速传变入里而成。

病邪由表入里传变多按规律依次相传，临床上应观察分析证候变化来判定其病邪入里的相对深浅层次，而不能拘泥于时间和程序。若正气抗邪无力，病邪长驱直入，则可表现为直中的传变形式。病邪依次内传，转化入里，多由于正气渐损，正不胜邪所致。而病邪直中入里，多由于邪气过盛，暴伤正气，正不敌邪而成，或为内外病邪相引所致。导致表邪入里的因素主要为正邪的消长盛衰，并与治疗、护理是否恰当有关。说简单一点，外感伤寒也好，外感温病也好，风寒暑湿燥火也好，刚开始都是表病。外感病证有六经传变，首先是太阳证向里传；三焦传变是上焦传至中焦再到下焦；还有卫气营血传变，是卫分→气分→营分→血分的传变。我们待会儿讲外感病证的时候会具体讲。治疗上来说，比如寒邪直中三阴的，我们用回阳救急汤；再有一种是邪气太盛，暴伤正气，正不敌邪，病邪直中入里的，用《伤寒六书》的回阳救急汤。

2. 里病出表

里病出表，是指病邪原本位于脏腑等在里层次，而后由于正邪斗争，病邪由里透发于外的病理传变过程。

病邪是否能够出表，主要取决于人体正气的抗病和驱邪能力，若正能胜邪，驱邪外出，则病由里出表，反之正气内溃，病邪继续内陷深入，则里病难有外达之可能。里病出表，多反映邪有出路，病势有好转或向愈之机，且病机发展为顺。反之，病邪内陷，正气日衰，病势恶化，则病机发展为逆。对于里病出表病理层次的判断，应根据临床表现而定。里病出表在伤寒、温病里面都有。比如伤寒里由三阴病转变成三阳病，就是里病出表的过程。在温病里，有一些疾病到达气分、营分，通过治疗出到卫分，或者以斑疹的形式出于肌表，这种情况也属于里病出表。也就是说，病邪由内到外面来了，这是一种好现象，我们称这种情况为顺。

（二）外感病传变

外感病发于表，发展变化过程是自表入里、由浅而深的传变。故外感病基本是表里传变，但内传入里之后，亦见脏腑传变。不同的外感病，其病位、传变形式又有不同。主要有六经传变、卫气营血传变和三焦传变。我们分别论述一下。

1. 六经辨证

六经指三阴、三阳，即十二经脉。六经传变是指疾病的病位在六经之间相对转移。

关于六经传变，首先要理解六经辨证，所以我们回到《伤寒论》，简单地把《伤寒论》的六经传变和代表方剂讲解一下。

张仲景在《伤寒论》里将外感疾病及其演变过程中的各种证候群根据病变部位、寒热趋向、脉证盛衰分为太阳、阳明、少阳、太阴、厥阴、少阴六经。这六经几千年来有效地指导着中医学的辨证施治。六经病证辨证是经络脏腑病理变化的反映，因为腑为阳，脏为阴，三阳病证是以六腑病变为基础，三阴辨证是以五脏病变为基础。所以在某种程度上可以说六经辨证基本概括了脏腑和十二经的病变。为什么说基本上呢？因为它和脏腑辨证还是有侧重点的。我们在讲《中医诊断学》的脏腑辨证的时候会重点讲解。但是脏腑辨证确实吸收了六经辨证的很多精华。所以六经辨证不仅仅局限于外感病的诊治，对内伤杂病，甚至肿瘤病也可使用。比如我前几天治疗了一例胃癌，效果特别好，用的就是张仲景的半夏泻心汤加减。

接下来我们具体看一下六经病的具体表现以及指征以及代表方剂。

（1）太阳病证 《伤寒论》说："太阳之为病，脉浮，头项强痛而恶寒。"

"太阳病，发热，汗出，恶风，脉缓者，名为中风。"但这个中风不是中风偏瘫的中风，它是以风邪为主的一种病。

"太阳病，或已发热，或未发热，必恶寒，体痛，呕逆，脉阴阳俱紧者，名曰伤寒。"也就是说凡是出现有发热、恶寒、头痛、项强、脉浮等症，我们称之为太阳病。

太阳病又分为经证和腑证两类。经证是邪在肌表的病变；腑证是太阳经邪不解而内传于膀胱经（足太阳膀胱经）所引起的病变。所以说，经证在表，腑证则已经到了六腑之一的膀胱。

①太阳经证：又分为三型。第一，其人营卫不和，卫失固外开阖之权，肌表疏泄者为中风。中风就是伤风，并不是中风偏瘫。第二，其人卫阳被遏，营卫郁滞不通，肌表致密者为伤寒。第三，其人外受温邪，经伤内热者为温病。可见《伤寒论》里面已经提出了温病的概念，具体的治法是后世温病四大家补充的。

那么何为中风，何为伤寒呢？太阳中风见恶风、脉缓，就是表虚证，而太阳伤寒呢，可见发热、无汗、恶寒、脉紧、体重，是表实证。他们的鉴别要点是一个有汗，一个无汗，这个是重要的鉴别要点。另外一个是脉象，一个是脉缓，一个是脉紧；还有，一个恶风多，一个恶寒多。而温病是发热、口渴、不恶寒。这个比较容易区分。所以太阳经证的三个要点，还是比较容易掌握的。

那么太阳经证怎么治呢？太阳经证的中风（说伤风更容易理解）是一种太阳表虚证，属于卫强营弱，营卫不和。治疗只需调和营卫、汗出即可。我们用桂枝汤。而太阳伤寒为太阳表实证，腠理致密不得汗出，非开表发汗不足以驱邪，所以用麻黄汤。当年我们编的歌诀是："表实麻黄身无汗，表虚桂枝汗无风。"而对于太阳经证的温病，即内热津伤，《伤寒论》中没有给出方药。因为内热的原因很多，阳盛生火而耗阴，加之阴火清凉之性不足，均可伤津。所以温病在《伤寒论》中没有给出具体的方，但是在《温病条辨》里面给出了具体的方剂。比如银翘散治疗一些温病初起。后面我们在三焦病证和卫气营血病证再讲。

②我们再看一下太阳腑证，也分为两型：第一，邪气内入膀胱，影响膀胱气化功能，以致气结水停，小便不利，为蓄水证。第二，热结下焦瘀血不行，以致硬满如狂，小便自利，为蓄血证。

太阳腑证蓄水证是发热、恶风、小便不利、消渴、水入即吐，脉浮数。蓄血证是小腹集结或硬满，如狂发狂，小便自利，身体发黄，脉沉结。

那么如何鉴别它呢？太阳蓄水是邪入膀胱气分，故只有小便不利而没有神志症状。而蓄血证是邪入膀胱的血证，从卫分、气分、营分、血分分析的话，是邪入膀胱的血分，故只有神志症状而无小便不利。很好区分。

太阳腑证的太阳蓄水证是膀胱气化不利而致水气停蓄。我们可以用五苓散。五苓散以泽泻为君药，以茯苓、猪苓、白术，再辅以桂枝，具有化气行水的功能，为太阳蓄水证的代表方剂。太阳蓄血证是瘀血不行，热结下焦，我们应该攻瘀逐血，应根据病情的轻重缓急，选用桃核承气汤。

③接下来，我们啰嗦几句，讲一下太阳病兼证的一些治法。

第一个，太阳中风兼气逆作喘，可以用桂枝汤加杏仁厚朴汤。

第二个，太阳病兼项背强直，有汗者属表虚，无汗者属表实。虚者用桂枝加葛根汤，实者直接用葛根汤。很多颈椎病可辨证为太阳病兼项背强直，就可以用桂枝加葛根汤或者葛根汤治疗。

第三个，太阳病兼热郁于内，也就是内热、烦躁、口渴的。有汗的是表虚证，无汗的是表实证。虚证用桂枝二越婢一汤，表实证直接用大青龙汤。

第四个，太阳病如果表实无汗，心下有水气，症见发热、恶寒、无汗、喘咳、干呕的，我们可以用小青龙汤；如果太阳中风而水气结于胸胁，症见发热、恶寒、汗出头痛、心下及胁部痞满痛、干呕、短气，表证已解的，我们用十枣汤攻之。比如有些肝癌、胰腺癌出现肝硬化腹水的，就可以用十枣汤。

第五个，太阳病兼里虚不足，如阴阳两虚，心中悸而烦者，可以用小建中汤。小建中汤就是桂枝汤倍芍药再加些饴糖组成的，也是桂枝汤的一种变方。如气血亏乏，心悸动脉结代者，用炙甘草汤治疗。

临床常见的一些心脏病可以用炙甘草汤。

好，关于太阳病，我们就讲到这里，接下来我们看一下阳明病。

（2）阳明病证 《伤寒论》说："阳明之为病，胃家实是也。"

"伤寒三日，阳明脉大。"

"伤寒若吐，若下后，不解，不大便五六日，上至十余日，日晡所发潮热，不恶寒，独语如见鬼状。若剧者，发则不识人，循衣摸床，惕而不安，微喘直视，脉弦者生，涩者死。微者，但发热谵语者，大承气汤主之。若一服利，则止后服。"

"阳明病，汗出多而渴者，不可与猪苓汤，以汗多胃中燥，猪苓汤复利其小便故也。"

这些都是关于阳明病的原文。也就是说凡出现身热、汗自出、不恶寒、反恶热、脉大等症，称之为阳明病。而阳明病也分经证和腑证两类：阳明经证是邪在胃中的传变，阳明腑证是邪在大肠的传变。这就跟太阳经证和太阳腑证有所区别了，阳明经证在胃，阳明腑证在大肠。因为胃和大肠都属阳明。所以阳明经证是胃的病变，阳明腑证是大肠的病变。

好，我们看一下阳明经证。外邪入里化热，热与燥相合于胃中，以至消灼津液，出现身热、汗出、口渴欲饮、脉洪大等，这是阳明经证。而阳明腑证是外邪入里化热，与大肠的燥热相合，以致津液被耗，燥结成实，阻滞于中，产生潮热、谵语、便秘、腹满而痛、脉沉实等。

阳明经证，是里热蒸腾所致，表里俱热，所以可以选用石膏汤。而阳明腑证是邪热与大肠糟粕搏结成实热证，治疗的目的是排除燥屎，清肃里热。由于病证有轻重缓急之不同，所以阳明腑证的代表方剂有三个：调胃承气汤为泻下缓剂，是治疗腑实初期结而未实或津液受损，以燥热为主的证候；小承气汤是治疗腑实以痞满实为主者；大承气汤是治疗腑实以痞满燥实为主。

后世医家有这么一句话：实则阳明，虚则太阴。阳明病可以转入太阴经，预后不良。太阴病也可以转成阳明病，这个愈后颇良，是好现象。

（3）少阳病 《伤寒论》说："少阳之为病，口苦，咽干，目眩也。"

"伤寒五六日，中风、寒热往来、胸胁苦满、默默不欲饮食。心烦喜呕，或胸中烦而不呕，或渴，或腹中痛，或胁下痞硬，或心下悸，小便不利，或不渴，身有微热，或咳者。"

"太阳病不解，转入少阳者，胁下硬满，干呕不能食，往来寒热，尚未吐下，脉沉紧者。"

这都是关于少阳病的一些原文。

我们总结一下：凡出现口苦、咽干、目眩、寒热往来、胸胁苦满、默默不欲饮食、心烦喜呕、脉弦细等症，我们称之为少阳病。少阳证是邪在肝胆的疾病。

外邪侵犯肝胆，肝胆之气上逆而亢，以致出现口苦、咽干、目眩，邪在胆而能影响胃，所以有喜呕不欲食等消化方面的问题。气机障碍可以发生胸胁苦满；邪正相争，正气虚弱不能抗邪外出，于是就会寒热往来。

我们看一下少阳病的治法。少阳病无太阳之表证，邪不在表，故不可发汗。如果发汗，会耗伤津液，反使病邪内传。又无阳明之里实证，所以邪不在里，故不可用下法。如下，则阴虚火动而易成痉（痉是生风的意思）。胸中无时邪，邪不在胸膈，故又不能用吐法，因为吐就伤阳成悸。所以少阳有三忌，即忌发汗、忌下、忌吐，既不能汗，又不能下，又不能吐。所以少阳病的治疗原则，应以和解表里为主，是不发汗的一种解热法，所以叫和解。

在临床中少阳病多见兼表兼里，所以在和解的基础上，我们又兼用太阳汗法、阳明下法，随证施治。少阳病是邪聚半表半里，有和解表里作用的小柴胡汤就成了少阳病的代表方药。

那我们看一下少阳病的有兼证的治法：

第一，少阳兼太阳。出现发热微恶寒、肢节烦痛、心下痞结、微呕，我们可以用柴胡桂枝汤。这个是少阳兼太阳病方，很简单好理解。

第二，少阳兼阳明里实证。少阳兼阳明里实证，可以见到腹满痛、郁郁微烦、心以下急、大便不通、舌苔干黄等，这个也比较简单，我们用大柴胡汤。说白了就是小柴胡汤加承气汤之类加减而成。

第三，如果少阳病兼里气不足，可以先用小建中汤补虚，服药后，里虚得复，而少阳病不减的，再用小柴胡汤和解之。也就是如果说少阳病既出现了少阳证症状，又出现了里虚的症状，我们先解决里虚，再用小柴胡汤和解少阳。

第四，如果是邪热于少阳，胸胁满而微结，见小便不利、渴而不呕、但头汗出、寒热往来、心烦等，是热邪陷于少阳，水饮不化。我们可以选用柴胡桂枝干姜汤。

第五，胸满烦惊，小便不利，谵语，身痛不可转折，是邪入少阳而正虚神浮，这个时候我们可以用小柴胡汤加龙骨牡蛎汤。心烦惊可以用龙骨牡蛎汤。

说了这么多，少阳病是不是讲完了呢？那是不可能的！小柴胡汤是不是讲完了呢，那也是不可能的！我们后面学《方剂学》的时候再讲，小柴胡汤不仅仅是一个和解少阳的方子，它是我用来治疗偏头痛、某些肝病（比如乙肝、肝硬化等），甚至一些神志疾病的方子，应用范围相当广泛。

（4）太阴病 《伤寒论》说："太阴之为病，腹满而吐，食不下，自利益甚，时腹自痛。若下之，必胸下结硬。"

凡是出现腹满而吐、食不下、自利、时腹自痛、脉缓弱等症，我们称之为太阴病。太阴病其实是脾虚湿盛，病在脾经的病变。

我们解释一下就是寒湿内阻，损及脾阳，或者寒邪直犯脾经，损及脾胃，影响消化和排泄功能。寒湿之邪阻碍运化，故时腹痛；寒湿犯胃可以导致呕吐；胃气呆滞故食不下。寒湿不化，脾气不升，故见自利。

我们看一下太阴病的治法。太阴病是里虚寒证。这个"里"是指脾胃，脾胃虚寒证。所以，他的治疗法则应该以温补为主，温中散寒为重点。如果表证偏重的，我们先行解表；里证为重的，我们先治其里。在《伤寒论》的太阴篇里并没有说代表方，在这里我们可以用理中汤作为太阴病的主方。如果寒太重用附子理中汤（丸）作为主方。

好，我们看一下太阴病的一些兼证。

第一，太阴里虚证又兼有太阳表证的，就是既有下利腹胀，又有身体疼痛，是里虚加表证，这个时候先用理中汤温里，再用桂枝汤解表。

第二，表证未解而又出现了夹有宿食的腹满实痛的，我们用桂枝加大黄汤。

第三，如果说表证未解而腹满实痛的，我们用桂枝加芍药汤，就是桂枝汤里加重芍药的用量，这和小建中汤是有区别的。小建中汤里有饴糖，所以表证未解又有腹满时痛的，我们用桂枝加芍药汤。如果表证未解而夹有宿食而里实满痛者，用桂枝加大黄汤。

（5）少阴病 《伤寒论》里说："少阴之为病，脉微细，但欲寐也。"

"少阴病，恶寒身蜷而利，手足逆冷者，不治。"

我们概括一下，就是说少阴病是六经病证后期出现了心肾亏虚，全身阴阳两虚所表现的一些症状。少阴经属心肾，为水火之脏，人身之根本。所以病到了少阴已经属于疾病后期的危重阶段。这个危重阶段会出现精神极度的衰惫，欲睡不得，似睡非睡的昏迷状态。少阴病是邪在心肾的病变，分为寒化和热化两种，就是少阴寒化证和少阴热化证。

阴气不足所以会脉微；阴血不足，故脉细；虚若萎靡会"但欲寐"，心肾水火不济，并且从水化寒，阴寒内盛会出现一派寒化症状。如果病邪从火化热伤阴，而阴虚阳亢则出现一派热化症状。这就是造成寒化、热化两种极端的原因。

那么少阴病的治疗原则，寒化的宜扶阳，热化的宜养阴为主。寒化扶阳宜温补，热化养阴兼以清热。

①少阴寒化证：是少阳病过程中比较常见的。其症状是无热恶寒、脉微细、但欲寐、四肢厥冷、下利清谷、呕不能食。我们治疗以回阳救逆为主，所以我们采用四逆汤为代表方剂。

②少阴热化证：以阴虚阳亢和阴虚火热相搏两种为主。如果是心烦不得卧、口燥咽干、舌尖红、脉细数，属阴虚阳亢的，我们选用黄连阿胶汤。所以说黄连阿胶汤能够交通心肾就是这么来的。

如果是下利、小便不利、咳嗽、呕吐、口渴、心烦不得眠，用猪苓汤。猪苓汤既能滋阴清热，又能分利水气。猪苓是一个既能利水又能养阴的药。

③兼证：如果少阴证兼有太阳表实证，表现为发热、恶寒、无汗、足冷、脉反沉，用麻黄附子细辛汤或麻黄附子甘草汤。麻黄附子细辛汤常用来治疗外感寒邪引起的暴聋，就是突然耳朵聋是由寒邪引起的。麻黄附子细辛汤治少阴兼表实证。少阴就是足少阴肾经，从脏腑上讲，肾开窍于耳，麻黄又能解表实证，所以无论是从六经辨证上讲，还是从脏腑辨证上讲，用麻黄附子细辛汤治疗寒邪引起的暴聋都是有道理的，临床上也是有效果的。

少阴兼阳明里实证，见口燥咽干、腹胀硬满而痛、不大便或下利清水，宜用大承气汤。这个治法叫急下存阴。

（6）厥阴病 《伤寒论》说："厥阴之为病，消渴，气上撞心，心中疼热，饥而不欲食，食则吐蛔，下之利不止。"

"伤寒，脉微而厥，至七八日，肤冷，其人躁，无暂安时者，此为脏厥。"

"伤寒发热四日，厥反三日，发热四日，厥少热多者，其病当愈，四日至七日热不除者，必便脓血。"

"伤寒厥四日，热反三日，复厥五日，其病为进，寒多热少，阳气退故为进也。"

我们刚才是说的原文。厥阴病在临床上我们可以分为四类：上热下寒、厥热胜复、厥逆证、下利吐哕证。

①上热下寒证：消渴，气上冲心，心中疼热为上热证；饥而不欲食，食则吐蛔，下之利不止为下寒证。

这种情况实际上是寒热错杂，治疗上我们要寒热并施。乌梅丸是治厥阴病寒热错杂证的主方，又善于治蛔厥证，还能治厥阴久利（也就是慢性肠炎、痢疾等），属于寒热错杂的都可以用乌梅丸加减治疗。甚至有些人用乌梅丸治疗肠癌、结肠癌、肠炎。

②厥热胜复：四肢厥逆与发热交错出现。这也是一种上热下寒，但证型比较复杂，故治疗上也要寒热并用。上热宜清，下寒宜温补。所以我们采用的是干姜黄芩黄连人参汤。此方我常用，用来治什么呢？治疗胰腺癌、胃癌、肝癌等疑难杂症。这个方子的辨证要点在"食入即吐"，食入即吐，寒热交错往往出现在癌症病人身上比较多。

③厥逆证：症见四肢厥冷，轻者不过腕踝，重者可越过肘膝，还有下利不止、咽喉不利、吐脓血。邪热当清，寒邪当温，正虚当补，郁阳当宣，寒热错杂，所以也要温阳补散兼施，用麻黄升麻汤。

④下利吐哕证：热利下重为湿热下利；下利谵语为实热下利；下利清谷为虚寒下利。干呕、吐涎沫、头痛为寒饮呕吐；呕而发热为发热呕吐；哕而腹满为里实哕逆。

利下黏腻脓血、腹痛里急后重、肛门灼热、口渴、脉数有力是湿热下利，热大于湿。以白头翁汤为代表方剂。

血虚受寒正气被郁，手足厥冷，脉细微欲绝，用当归四逆汤为代表方剂。

干呕、吐涎沫、头痛为寒饮呕吐，代表方剂是吴茱萸汤。吴茱萸汤临床当中用得多，既可以治疗胃病，又可以治疗巅顶头痛，实际上最开始吴茱萸汤就是治疗"干呕、吐涎沫、头痛"的寒饮呕吐。这条提到"头痛"，因为寒饮呕吐引起的头痛刚好在巅顶，所以后来引申用其治疗巅顶头痛、肝寒。

吴茱萸汤考试也经常考到，主要是考吴茱萸汤的君药是什么。吴茱萸汤是治疗胃寒、肝寒，病因是寒。由吴茱萸、人参、大枣、生姜组成。其中吴茱萸的用量还不如人参，而生姜的用量却是最多的，用量超过了吴茱萸和人参，基本是二者用量的总和。关于吴茱萸和人参的用量，有的人吴茱萸用得少，人参用得多；有的人刚好相反；还有的人用同等剂量。但是生姜用量往往都是最大的，所以吴茱萸汤的君药是生姜。吴茱萸汤歌诀是这样的：吴茱萸汤人参枣，重用生姜温胃好；阳明寒呕少阴逆，厥阴头痛皆能保。歌诀很押韵，阳明寒呕和少阴厥逆均是寒所致，厥阴头痛也是肝寒引起的。

关于六经，讲到这里基本上就讲完了，现在讲一下它的传变。

2.六经传变

六经病变沿一定的方向在一定条件下进行传变，六经病的传变以及如何传变取决于正邪的盛衰、病体的强弱、治疗是否得当等因素。一般情况来说，六经的传变表现为传经、直中、合病、并病四种方式。

（1）传经 病邪从外侵入由表及里或正气来复由里出表。由某一经病转为另一经病的，称为"传经"。传经的方式有以下三种。

①循经传：是指按伤寒六经的顺序相传。比如太阳病不愈入阳明，阳明不愈入少阳。三阳皆不愈传入三阴，首传太阴，次传少阴，终传厥阴。这个说法是本科规划教材的说法。还有另外一个说法，大家了解一下。太阳传少阳，少阳传阳明，阳明传太阴，太阴传厥阴，

厥阴传少阴。

但这两种说法，我们都可以保留。不管是哪一种传法，病证能与经对应即可，或者有几经病同时出现，我们就按几经病治疗，这并不影响临床辨证。

②越经传：是指不按照循经次序传，隔一经甚至隔两经以上传。比如，太阳病不愈，不传阳明，而是直传少阳或太阴。这种情况多由病邪亢盛而正气不足所致。

③表里传：是指六经中互为表里的阴阳两经相传。如太阳膀胱经传入少阴肾经；阳明胃经传入太阴脾经；少阳胆经传入厥阴肝经等。表里相传之中，从阳经传入阴经者，多为邪盛正虚由实转虚，病情加重的征兆。而从阴经传出阳经是为正能胜邪，病情向愈之佳兆。

（2）直中　凡外感病邪不从阳经传入而直接侵袭阴经者，我们称之为直中。其特点是一发病就表现出三阴经的证候。

直中多发于正气先虚又复感重邪之人。一般来说，直中太阴者，病情尚浅；直中少阴、厥阴者病情较深。

（3）合病　凡疾病发病之初，两经或三经的病证，同时出现称之为合病。《伤寒论》中有太阳阳明合病、太阳少阳合病和三阳合病，而三阴经有合病之实，却无合病之名。在合病中，往往某一经偏盛，其症状较为突出，临床上我们应该注意分析。

（4）并病　疾病凡一经病证未罢又出现另一经病证，两经病证合并出现，我们称之为并病。如《伤寒论》有太阳阳明并病、太阳少阳并病等。先出现太阳病证而后出现阳明病证或少阳病证的，一般并病者，两经病证皆可以明显区分，出现的次序有先后不同。

2. 三焦传变

我们接着讲外感病传变的第二个——三焦传变。

三焦传变是指病变部循上、中、下三焦而发生传变，三焦传变是温病的主要传变形式。那么接下来我们就详细的论述。

　　三焦辨证是清代著名医家吴鞠通创立的一种诊治温热病的辨证方法。因为吴鞠通创立了三焦辨证，所以他名列温病四大家。三焦辨证是依据《黄帝内经》及先贤对于三焦所属部位的论述，结合张仲景六经辨证及叶天士的卫气营血辨证，以临床温热病的传变特点及规律为核心，总结出来的一种对外感温热病进行辨证的方法。他将外感温热病的各种证分别纳入到上焦病证、中焦病证、下焦病证，着重阐明了三焦所属脏腑在温热病过程中的病理变化、临床表现、证候特点，以及其传变规律。

　　三焦辨证在阐述三焦所属脏腑病理变化及其临床表现的基础上，也反映着温病发展过程中初、中、末三个不同病理阶段。从三焦辨证看，上焦辨证主要包括手太阴肺经证和手厥阴心包经证，而手太阴肺经证多为温病初起阶段，病情较浅；手厥阴心包经证为肺经温热邪气内陷心包证。而中焦病证主要包括足阳明胃、足太阴脾及手阳明大肠经的病变，而足阳明胃经主燥，易从燥化，多为里热燥实证；足太阴脾经主湿，易从湿化，多为湿温病证。中焦病证多为温病的中期阶段，病情较重。下焦病证主要包括足少阴肾经和足厥阴肝经病变，属温病的末期阶段，多表现为肝肾阴虚之证，病情较深。

　　（1）三焦辨证

　　①上焦病证：上焦病证是指温热之邪侵袭手太阴肺和手厥阴心包经所表现的症状。

　　临床表现：发热，微恶风寒，微汗出，头痛，咳嗽，鼻塞，口渴，舌边尖红，脉浮数，这是手太阴肺的表现。或但热不寒，多汗，烦躁，口渴，咳嗽气喘，苔黄脉数，这是热象明显的表现。邪热壅肺，或高热、神昏谵语、肢厥，舌质红绛，这是邪入心包的表现。

　　证候分析：温邪由口鼻而入，鼻通于肺，首先犯肺，所以温病一开始，即出现肺卫受邪之症状。温邪犯肺以后，有两种不同的传变去向，一为"顺传"，另外一种为"逆传"。顺传是病邪由上焦传入中焦，而出现中焦足阳明胃经证；而逆传是从手太阴肺经逆传入手厥阴心包经，出现"邪陷心包"证。所以上焦病证有"邪犯肺卫""邪热壅肺""邪陷心包"三种情况。邪犯肺卫，我们可以用银翘散合桑菊饮加减化裁治疗；邪热壅肺我们可以用麻杏石甘汤。如果上焦湿热，我们还可以用藿朴夏苓汤（藿香、厚朴、半夏、茯苓）。而邪陷心包，我们也可以分成两种情况，第一种情况邪闭心包，可以用安宫牛黄丸、止血丹；另外一种是痰蒙心包，就是痰湿之邪蒙蔽心包，我们可以用菖蒲郁金汤。如果说出现了神昏谵语，我们可以用苏合香丸。

②中焦病证：中焦病证是指温热之邪侵犯中焦脾胃，从燥化或从湿化所表现的证。

临床表现：主要有身热气粗，面红目赤，腹满便秘，渴欲饮冷，口燥咽干，唇裂舌焦，小便短赤，大便干结，苔黄燥或焦黑，甚则神昏谵语，脉沉实有力；或身热不扬，头身困重，胸脘痞闷，泛恶欲呕，小便不利，大便不爽或溏泄，舌苔黄腻，脉细而濡数。

证候分析：温邪从上焦顺传入中焦脾胃。邪入阳明则易化燥伤津，出现阳明燥热证；邪入太阴则易湿化，而出现太阴脾经的湿热证。故中焦病证有"阳明燥热证"和"太阴湿热证"。而阳明燥热证又有阳明胃和阳明肠之分，阳明胃证主要以白虎汤加减治疗；阳明肠证主要以承气汤类，即小承气汤、大承气汤、增液承气汤等加减治疗。太阴湿热证，我们也称为中焦湿热，可以用连朴饮作为代表方剂。

③下焦病证：下焦病证是指温热之邪犯及下焦，以劫夺肝肾之阴为主的症状。

临床表现：身热、手足心热甚于手足背，颧红，口舌干燥，神倦，耳聋，舌红少苔，脉虚大；或见手足蠕动，或瘛疭，心中憺憺大动，神倦，脉虚，舌绛苔少，甚或时时欲脱。

证候分析：温热病邪，久居中焦，燥热消灼下焦之阴液，而至肝肾受累，故多为肝肾阴伤之证。下焦病证我们也分几种情况。一是肾阴耗损，代表方剂是加减复脉汤。二是阴虚风动证，代表方剂是大定风珠或者用三甲复脉汤。第三种情况是下焦湿热证，有的表现在小便异常，有的表现在大便异常。小便异常的下焦湿热，我们用茯苓皮汤；大便异常的下焦湿热用宣清导浊汤加减。

好，关于这个三焦辨证，基本上讲完，我们总结一下。由于三焦辨证是温热病的辨证方法，所以上焦、中焦和下焦都会出现湿热证型，而上焦湿热，我们用藿朴夏苓汤；中焦湿热，用的是连朴饮；下焦湿热，由于大小便不一样，我们给出了两个代表方剂，小便异常用茯苓皮汤，大便异常用宣清导浊汤。上焦辨证主要是手太阴肺证和手厥阴心包证，病在手太阴肺的时候，用桑菊饮银翘散；邪热壅肺，用麻杏石甘汤；邪陷心包，用安宫牛黄丸和止血丹来抢救；如果是痰湿蒙蔽心包，用菖蒲郁金汤来化痰通窍；如果急救，用苏合香丸。而中焦辨证，分为阳明燥热证和太阴湿热证，阳明燥热又分为阳明胃证和阳明肠证，阳明胃证用白虎汤类加减，阳明肠证用承气汤类加减；太阴湿热证，也说成中焦湿热证，用连朴饮。下焦病证主要是肝肾阴虚所产生的一系列症状，肾阴耗损用的复脉汤；肝阴虚虚风内动用大定风珠汤或三甲复脉汤。这么一说三焦辨证就非常简单了，比六经辨证简单得多。

（2）三焦病证的传变　三焦病传变与否，取决于病邪的轻重和机体正气的强弱，病邪盛或正气虚则传变易发生。传变的主要表现形式正如《温病条辨·中焦篇》所言："温病由口鼻而入，鼻气通于肺，口气通于胃。肺病逆传则为心包。上焦病不治，则传中焦，胃与脾也。中焦病不治，即传下焦，肝与肾也。始上焦，终下焦。"

我们看一下三焦病证的顺传和逆传。

①顺传：传变一般由上焦手太阴肺经开始，继而传入中焦，最后传入下焦，此为"顺传"。提示病邪由浅入深，病情由轻转重。

②逆传：指温热病邪由肺卫直接传入手厥阴心包经者，此为"逆传"。说明邪热炽盛，病情重笃。请大家注意，在上焦辨证里面，有手太阴肺和手厥阴心包之别，虽同属上焦，但是由肺直接传心包，也属于逆传，考试中常考，请大家注意。

三焦病的传变过程，并不是固定不变的。有的病犯上焦，经治而愈，并无传变；有的可自上焦传下焦，或由中焦再传肝肾，也有初起即见到中焦太阴证的，也有发病即见厥阴病证的。此外，还有两焦症状互见和病邪弥漫三焦的，临床当灵活掌握。

任何一种辨证法都是经过总结而成，所以说既有一般规律，又有特殊规律，甚至有一些没有规律，我们在临床当中切切记住不要咬文嚼字，不要死对条文，辨证论治灵活才是中医的核心。

3. 卫气营血传变

我们接着讲外感病的第三种传变——卫气营血传变。

卫气营血传变是指温热病过程中，病变部位在卫、气、营、血四个阶段的转移。接下来我们看一下什么是卫气营血辨证，卫气营血辨证又是如何传变的。

（1）卫气营血辨证　卫气营血辨证是清代医家叶天士创立的一种论治外感温热病的辨证方法。温热病是因为由外感温热病邪引起的热象偏重，并具有一定的季节性和传染性的外感疾病。叶天士应用《黄帝内经》论及卫气营血分布与生理功能的不同，将外感温热病发展过程所反映的病理阶段分为卫分证、气分证、营分证和血分证四类。用于阐明温热病变发展过程中，病位的深浅、病情的轻重和传变的规律，并指导临床治疗。卫气营血辨证代表温热病四个深浅轻重的病理阶段。温热病病邪从口鼻而入，首先犯肺。由卫及气，由气入营，由营入血，病邪步步深入，病情逐渐深重。卫分证主表，邪在肺与皮毛，为外感温热病的初起阶段。气分证主里，病在胸、膈、胃、肠、胆等脏腑，为邪正斗争的亢盛期。营分证为邪入营分，热灼营阴，扰神窜络，病情深重。血分证，邪热深入血分，血热亢盛，耗血动血，瘀热内阻，为病变的后期，病情更加严重。卫气营血辨证是在六经辨证基础上发展起来的，是外感温热病的辨证纲领，它弥补了六经辨证的不足，完善并丰富了中医对外感病的辨证方法和内容。卫气营血辨证出现在三焦辨证之前，是温病四大家之首叶天士总结的，温病四大家里最年轻的吴鞠通后来在前人基础之上总结三焦辨证，我们刚才已经讲过了。而六经辨证是我们最开始讲的，里面提出了温病的概念，但是并没有指出温病的具体的方药和治则治法，也有可能是《伤寒杂病论》遗失的部分我们没有看到，总之《伤寒杂病论》里面没有。直到清朝叶天士创卫气营血辨证，才弥补了六经辨证缺少温病这一部分的遗憾，完善并丰富了中医对外感病的辨证方法。接下来具体看一下，何为卫分证，何为气分证、营分证和血分证。

①卫分证：卫分证指温热病邪侵袭肌表，卫气功能失常所表现的症状，常见于外感温热病的初起阶段。临床表现以发热、微恶风寒、头痛，口干微渴，舌边尖红，苔薄黄，脉浮数，或伴有咳嗽、咽喉肿痛等症。卫分证可以因为感受不同类型的温邪而症状和病机不同。在这里卫分证又分以下几种情况。

第一种情况，风热犯卫。表现为肺卫失宣，症见发热、恶寒、头痛，微汗或者无汗，咳嗽，咽红或痛，鼻塞流浊涕，口微渴，舌边尖红，苔薄白或微黄，脉浮数。我们用银翘散。

卫气营血辨证，虽然是叶天士总结和提出来的，但是方药上他并没有总结得特别全。所以我们接下来所讲的方药，全部都是我本人查阅其他资料或者自己总结归纳出来的。

第二种情况，暑湿犯卫，阻遏气机。症见发热恶寒，无汗，头痛身重，心烦口渴，舌红苔白腻，脉濡数。我们选用新加香薷饮加减。

第三种情况，湿热犯卫。湿热犯卫是湿遏住了，热伏在里面，气机阻滞，症见恶寒身热不扬，或午后热势加重，头痛如裹，肢体困重，胸脘痞闷，口黏不渴，舌苔白腻，脉濡数。我们用三仁汤加减。

第四种情况，燥热犯卫。肺失清肃，津伤不润，症见发热，微恶风寒，少汗，伴有皮肤及口鼻干燥，咽喉干疼，干咳少痰，舌红欠润，苔薄白而干，脉浮数。我们选用桑杏汤作为代表方剂。

我们将卫分证总结一下，卫分证分为风热犯卫、暑湿犯卫、湿热犯卫和燥热犯卫，他们的代表方剂分别是银翘散（风热犯卫）、新加香薷饮加减（暑湿犯卫）、三仁汤加减（湿热犯卫）、桑杏汤加减（燥热犯卫）。

②气分证：我们再看一下气分证。气分证是指温热病邪内传脏腑，正盛邪炽，阳热亢盛所表现的里实热证。临床表现为发热，不恶寒反恶热，汗出口渴，尿黄，舌红苔黄，脉数有力，或见咳喘胸痛，咳痰黄稠，或见心烦懊侬，坐卧不安，或见日晡潮热，便秘腹胀，痛而拒按，甚或谵语狂乱，苔黄干燥，甚则焦黄起刺，脉沉实，或见口苦咽干，胸胁满痛，心烦干呕，脉弦数。气分证多因卫分之邪不解传入气分，或因温热之邪直入气分，或气分伏热外发，或邪热由营分转出气分所致。常见于外感温热病极期。根据温热之邪侵犯肺、胸、膈、肠、胆等脏腑。病变部位因温热、湿热病邪性质不同而见有不同的症状。气分证最主要的证型是气分热盛，我们用白虎汤进行加减。

同时气分证有很多兼证。我们就将兼证及其代表方剂也讲一讲。气分热盛分成五种情况，第一是气分热盛，第二是热邪壅肺，第三是热扰胸膈，第四是热结大肠，第五是热郁胆经。

第一种证型是气分热盛。里热炽盛，邪争剧烈，所以会发热恶热，邪热蒸腾，迫津外泄则汗出，热灼津伤则口渴尿黄，热盛血涌则舌红、苔黄、脉数有力。代表方剂就是白虎汤。

第二种证型是热邪壅肺。热炼液为痰，肺失清肃则咳喘胸痛，痰黄黏稠。那么如果有这种兼症，我们可以用清金化痰汤；

第三种证型是热扰胸膈。症见心神不宁，心中懊侬，坐卧不安。

我们选用张仲景的栀子豉汤。

第四种证型是热结大肠。症见腑气不通，便秘腹胀，痛而拒按，热扰心神，谵语狂乱，燥热内结，舌苔黄干燥，甚至焦黑起刺，脉沉实。代表方剂是大承气汤。

第五种证型是热郁胆经。胆气上逆则口苦咽干，胆气郁滞，经气不利则胸胁满痛，胆热扰心则心烦，胆火扰胃则胃失和降，胃失和降则干呕，胆经有热则脉弦数。这种情况我们选用黄连温胆汤、龙胆泻肝汤。如果是胆经实火用龙胆泻肝汤，如果夹湿用黄连温胆汤，或者根据情况用龙胆泻肝汤合黄连温胆汤。

③营分证：接下来看一下营分证。营分证是指温病邪热内陷，营阴受损，心神被扰所表现的证。营分证是温热病发展过程中较为深重的阶段，其临床表现为身热夜甚，口不甚渴或不渴，心烦不寐，甚或神昏谵语，斑疹隐隐，舌质红绛无苔，脉细数。多因气分邪热传入营分而成；或由卫分证直接传入营分而成，称为逆传心包；也有营阴素亏，初感温热之邪气太盛，来势凶猛，发病急促，起病即可见到营分证者。营分证的代表方剂我们选用清营汤。营分证类似西医的某些型的脑炎、流行性脑脊髓膜炎、败血症、肠伤寒或者其他热性病证属于热入营分证者，我们都可以用清营汤加减治疗。

④血分证：我们接下来再看一下血分证。

血分证是指温病热邪深入阴血，导致动风动血耗阴所表现的一类病证。血分证是温热病发展过程中最为深重的阶段，血分证病变主要累及心、肝、肾三脏。根据病理改变及受损脏腑的不同，血分证可以分为血分实热证和血分虚热证。

血分实热证是指温热病邪深入血分并扰心神，迫血妄行，或燔灼肝经所表现的证。本证多为血分证的前期阶段，其临床表现为身热夜甚，躁扰不宁，甚或神昏谵语，舌质深绛，脉弦数。或见斑疹显露，舌紫黑或吐血。衄血、便血、尿血或见四肢抽搐，颈项强直，角弓

153

反张，目见上视，牙关紧闭等。这种情况我们所选用的代表方剂是犀角地黄汤。犀角地黄汤具有清热解毒、凉血散瘀的功效，主治热入血分属于血分实热证。这种血分实热证类似西医的急性重症肝炎、肝昏迷、弥漫性血管内凝血、某些尿毒症、过敏性紫癜、急性白血病等属于血分热甚者，我们都用犀角地黄汤加减治疗。

血分虚热证是指血热久积，耗伤肝肾之阴，持续低热，导致机体失养，或虚风内动所表现出来的证型，本证多为血分证的后期阶段，临床表现以持续低热，暮热早凉，五心烦热，或见口干咽燥，形体干瘦，神疲耳聋，舌干少苔，脉虚细；或见手足蠕动生风等现象。这种情况如果说是以夜热早凉为代表，我们可以用青蒿鳖甲汤。如果说因虚风内动而表现手足蠕动生风等临床表现，我们可以用大定风珠，或三甲复脉汤加减治疗，这就和三焦辨证差不多了。

因为他们只是从不同的角度来剖析温病，所以三焦辨证和卫气营血辨证，在很多时候运用的方药是差不多的。叶天士创卫气营血辨证的时候，很多方药并没有写全面，吴鞠通在《温病条辨》里面补充得比较全面，而且还创了三焦辨证。所以我们刚才说的很多方子，其实都是《温病条辨》里的方子。

接下来我们看一下卫气营血病证的传变，温热病的整个发展过程，实际上是卫气营血辨证的转变过程。

我们说卫气营血辨证其传变有顺传和逆传两种形式，顺传是指温热病邪按照卫分、气分、营分、血分持续传变，顺传标志着病邪由表入里，由浅入深，病情逐渐加重，此为温热病发展的一般演变规律。逆传是指温热病邪不按上述秩序进行传变，比如邪入卫分之后，不经过气分直接深入营分、血分，而出现神昏谵语等症状。逆传标志着邪气太盛或正气太虚，病势更加凶急危险。此外，由于感受温邪的类别、患者体质的差异以及治疗的影响等，温热病也有不按上述规律传变的，比如温病突发在卫分，积极治疗后疾病痊愈而不向里传变。也有发病之初无卫分证，而直接见到气分证或者营分证，或者卫分证未发又见气分证而致卫气同病，或气分证尚存，又出现营分或血分证，称为气阴两燔或气血两燔。可见温热病过程中卫气营血病证的相互转化形式是非常复杂的，温热病整个发生和演变过程中，卫气营血四个阶段经常相互联系。比如气阴两燔证，我们用清瘟败毒饮，兼清气分和营分。当然兼证的证型和方剂我们并没有重点讲解。因为我们这节课主要讲卫气营血的传变，如果扩展开来的话那内容太多，我们将会在《中医诊断学》里继续完善。

（三）病性转化

1. 内伤病传变

内伤病是内脏遭到某些损伤所导致的一类疾病。因此，内伤病的基本病位在脏腑，基本传变形式是脏腑传变。

另外，脏腑与形体、官窍之间，在生理上相互联系，在病理上亦相互影响，故内伤病也可在脏腑与形体、官窍之间传变。

好，我们具体看一下脏与脏的传变、脏与腑的传变、腑与腑的传变，以及形脏内外传变。

（1）脏与脏的传变　即病位传变发生于五脏之间，是内伤病最主要的病位传变形式。比如五脏（肝、心、脾、肺、肾）之间的传变，如脾阳虚久了可以传到肾脏，导致肾阳虚。有的就是脾肾阳虚同时出现。而肾阳虚久了也会引起脾阳虚，它们相互影响，相互传变。脾阳虚会表现出脾的一些异常，如便溏。但是肾阳虚和脾阳虚都能够表现出四肢怕冷，舌胖边有齿痕。在临床当中，肾阳虚可能出现夜尿频多、性欲冷淡、男子阳痿、女子宫寒不孕等症状。而脾阳虚在大便方面突出一些。它们在临床都表现为怕冷。那么脾阳虚久了可以引起肾阳虚，肾阳虚久了可以引起脾阳虚。最后出现脾肾都阳虚的症状。这就是脏与脏的传变。我们再说一个火热的例子。比如肝火，肝火可以引起心火亢盛，而心火也能引起肝火亢盛，这就是脏与脏之间的传变。

（2）脏与腑传变　即病位传变发生于脏与腑之间，或脏病及腑，或腑病及脏，多见于表里关系的脏腑之间传变。比如肝病传胆，胆病又传肝；肾病传膀胱，膀胱病又可以传肾；脾可以传胃，胃又可以传脾等。有时候也会脏腑同病，比如肝胆湿热，肝胆实火相引，肝胆湿热下注，我们都可以用龙胆泻肝汤治疗，这就是同病。

（3）腑与腑传变　即病变部位在六腑之间发生转移变化。我们说五脏六腑，五脏对应五腑，还有一个孤腑，就是三焦这个大腑。六腑之间可以发生传变。但在针灸学上，无论腑与腑之间怎么传变，都有一个穴位叫腑会——中脘穴，可以治疗一切腑病，在《针灸学》里已讲过。举几个腑与腑之间的传变的例子。比如胃传大肠，胆传胃，三焦传膀胱。三焦通调水道与膀胱气化主小便相关，所以说三焦通行不利，往往可以传到膀胱形成膀胱病变。

（4）形脏内外传变疾病　即病邪通过形体而内传相关之脏腑，及脏腑病变影响形体。这个形体实际上说的是形体、官窍。举几个最简单的例子，比如肾开窍于耳，肾有问题，肾虚了可引起耳鸣，耳朵就属于形体官窍。由于肾病出现了耳朵的问题，就属于脏腑病变影响形体。如肝开窍于目，肝不养目，可出现视物模糊、视物昏花等眼睛症状，这也是脏腑影响形体。但是如果长期看书姿势不对，不注意保护视力，或者长期在房子里不出来，也会影响视力。即使这人肝没有问题，如果他眼睛这个形体官窍出现了问题，久而久之也可以影响肝脏。所以视力不好影响肝，就称为形体官窍内传相关脏腑。肝脏问题导致视力不好，可用杞菊地黄丸。由肾虚引起的耳鸣、耳聋，用左慈耳聋丸。它们都是在六味地黄丸的基础上加减而成的。

好，关于内伤病的传变就讲到这里。

二、病性转化

接下来讲病性转化。疾病过程中不但有病位的转化，也有病证性质的转化，主要包括寒热的转化与虚实的转化。

1. 寒热转化

指疾病过程中，病机性质由寒转化为热，或由热转化为寒的病理变化。

寒与热是机体阴阳失调导致的两种性质相反的病机。因此，寒热转化实际是阴阳消长和转化所致，也必然要涉及虚实的转化，出现寒热虚实错综复杂的病机转化。

下面我们就由寒化热、由热转寒进行分别论述。

（1）由寒化热 由寒化热是指病证的性质本来属寒，继而转变成热性的病理过程。这个比较简单。大家都知道风寒入里化热，代表方剂是麻杏石甘汤。这就是外感寒邪，本来属寒，但是入里之后化热，用麻黄来解表寒，用石膏来清里热。

（2）由热转寒 由热转寒是指病证的性质本来属热，继而转变成寒性的病理过程。由热转寒的例子比较多，在这里举几个例子，加深大家的印象。以痢疾为例，痢疾分热痢和虚寒痢。往往痢疾在初期阶段，大多属于热证。热痢的代表方剂是芍药汤、葛根芩连汤。如热盛产生热毒的话，我们用白头翁汤。但是这是痢疾日久，经久不愈，没有治愈或根本没有治疗，时间久了出现久病必虚的情况，伤及脾肾之阳气，而出现脾肾阳虚的虚寒痢。这就是由热转寒。那么转成虚寒痢之后肯定就不能用白头翁汤、芍药汤、葛根芩连汤，而要用真人养脏汤来温补脾肾。再举个例子，高热的病人大汗不止，阳从汗泄，或者吐泻过度，或者吐过度或者泻过度，阳随津脱，而出现四肢厥冷的亡阳证。这个不就是由极热转极寒的一种表现吗？这种亡阳证要抢救的话，可用四逆汤。如果有生命危险，可用苏合香丸去抢救。

总之，寒热的转化伴随着阴阳的消长和转化，以及邪正盛衰的变化。各种转化形式皆可发生。但有明显的多寡主次差别。至于转化的机理，亦是多种多样的，其中病邪的"从化"有重要作用。所谓"从化"，又称从类化，是指病邪侵入机体，能随人之体质差异、邪气侵犯部位，以及时间变化等各种条件变化而发生性质的改变，形成与原来病邪性质不同，而与机体的素质一致的病理反应。

比如一个阳虚的病人感受了风热很容易变成寒，因为他本来的体质就是阳虚。一个体内本来有热的病人感受了寒邪，入里也容易化热。

综上所述，寒热病性转化的一般规律可概括为：阳盛阴虚体质，易热化、燥化；阴盛阳虚体质，则易寒化、湿化。受邪脏腑经络属阳者，多从阳而化热、化燥；受邪脏腑经络属阴者，多从阴而化寒、化湿。比如，受邪的脏腑如果是足阳明胃，那么它出现阳明热证和阳明燥证的可能性就大。如果受邪的脏腑属阴，比如肺、脾、肾，那么它就容易化寒、化湿。如脾阳虚、肾阳虚受邪的时候，很少出现肾实火证、脾实火证；而脾阳虚、肾阳虚就见得多。所以说受邪脏腑属阴者多从阴化寒、化湿，误治伤阳，则从寒化；误治伤阴，则从热化。误治就是用错了药，说好听一点儿就是误治，说难听一点儿就是庸医，向相反的方向治了，把病人越治越坏。

但是上述病性转化的发生，有突变，亦有渐变。突变就是快一些，渐变就是慢慢的。一般来说，外感病的病性转化较为迅速，内伤杂病的病性转化则一般较为缓慢。比如外感风寒入里化热会很快，甚至有可能一两天；而内伤杂病，比如脾阳虚转化成肾阳虚，那可能要很长时间慢慢转化。但是，外感病的病性转化虽然较为迅速，治疗起来也很快，比如风寒入里化热很快，我们用麻杏石甘汤一两剂药就可以解决。而内伤杂病，它转化得虽然慢，治疗起来也慢，比如脾阳虚、肾阳虚，不是一两剂药就能解决的，可能是一个长期的过程，要慢慢改善患者的体质。

2. 虚实转化

虚实，决定于邪正的盛衰。疾病过程中，正邪双方处于不断的斗争和消长之中。当正邪双方力量对比发生变化，并达到主要与次要矛盾方面互易其位的程度时，则疾病的虚实性质亦会发生转变，或由实转虚，或因虚而致实。

（1）由实转虚 由实转虚指疾病或病证本来是以邪气盛为矛盾主要方面的实性病变，继而转化为以正气虚损为矛盾主要方面的虚性病变的过程。如实热证大量消耗阴气，可转化为虚热证。属于实证的用白虎汤。但是如果实热证太厉害了，大量耗伤阴气之后即可转化为胃阴虚，由白虎汤证转化为益胃汤证。

（2）因虚致实 因虚致实指病证本来是以正气亏损为矛盾主要方面的虚证，虚性病变转变为邪气盛较为突出的病变过程。比如，气虚无力运血可以导致瘀血的形成，转化为瘀血内阻的实证，这个我讲过多次，代表方剂是补阳还五汤。如中风偏瘫后遗症，气虚无力运血而形成瘀血的，以大剂量黄芪为君药，小剂量活血化瘀的药辅之，即补阳还五汤。

第四节　影响疾病传变的因素

在决定并影响疾病传变的各种因素中，邪正斗争及其盛衰变化起着决定性的作用，它不仅决定疾病传变与否，而且决定着传变的方向和速度，并有一定的规律可循。总结影响传变的因素不外正邪两个方面，其中决定正气强弱的主要因素是体质和精神状态，而地域因素、气候因素和生活因素等则影响正邪两个方面。现在我们就体质因素、病邪因素、地域因素、气候因素、生活因素分别论述。

一、体质因素

体质主要从两方面对疾病的传变发生作用。一是在较大程度上影响正气之强弱，从而影响发病与传变的迟速，也就是快慢。比如素体盛者，一般不易感受病邪，一旦感邪则发病急速，但传变较少，病程亦较短暂；素体虚者，则易于感邪，且易深入，病势较缓，病程缠绵而多传变。以伤风感冒为例，身体素质比较强壮的人，一般来说可能感冒比较少，身体素质比较虚的人，经受不了外感六淫，就容易感邪。身体素质强壮的人，即使偶尔感受外邪，可能跑跑步，发一下汗就好了。但是素体比较虚的人很有可能越动越虚，跟素体强盛的人不能比。一个素体比较虚的人，感受了外邪之后，病程比较长，病势比较缓，慢慢地深入，甚至会留邪，即使有一天，他通过治疗或者休养好了，但也不是完全好了，可能病邪还在其体内潜伏，有一天可能产生其他疾病。我们以外感伤寒为例，太阳经证不解，到了阳明，到了少阳，慢慢地好像没有表证了，其实病邪很可能已经进入阳明和少阳，那么有一天突然出现便秘，很有可能就是曾几何时感受的外邪留在体内，传变到了阳明。或者有一天得了西医所谓的胆囊炎、肝病，甚至肝硬化、腹水、肝癌等，那么极有可能是多年前曾经的感冒伤风入里传到了少阳，而潜伏在体内没有显现出来，以其他疾病的形式表达出来。所以我们说外感病特别重要，一旦得了外感病，如果不将邪气驱逐出去的话，留在体内就是一个隐患。这就是为什么我们用小柴胡汤治疗某些肝病、肝硬化，半夏泻心汤治疗某些胃癌等的机理。实际上我们用的是伤寒的思路。曾几何时有外感并没有完全驱逐出去，形成了伏邪。多年以后，由于其他诱发因素将其伏邪诱发出来，与正气相搏，从而形成各种各样的疾病。所以我们用伤寒能治疗癌症。那么对于易于感邪的病人，平时可服用玉屏风散。如果是表阳不固用玉屏风散，如果是气阴两虚用参麦汤（人参、麦冬、五味子），就要看是气阴两虚，还是表阳不固从而进行调整，以增强其体质，就是西医所谓的免疫力。

接着看体质因素的第二个影响，是在邪正相争过程中，对病邪的从化具有重要的决定作用。一般而言，素体阳盛者，邪多从火化，疾病多向阳热实证演变。素体阴胜者，则邪多从寒化，疾病多向寒实或虚寒等证演变。比如同样感受湿邪，阳盛之体得之，则湿从阳而化热，形成湿热。若阴盛之体得之，则湿从阴而寒化成为寒湿。湿热和寒湿，我们的治疗法则都应该是祛湿，但不同之处是一个清湿热，一个温化寒湿，一个以清热为主，一个以温阳为主。但是他们都得祛湿，我们称之为从化。导致病邪从化的原因主要在于人体的体质差别，机体对病邪的反应性不相同，其病理从化亦不一致。

二、病邪因素

病邪是影响疾病传变的重要因素。疾病传变的迟速以及病位、病性的转变等都受到邪气的影响。迟速就是快慢，就是速度。疾病传变的迟速与邪气的性质直接相关。如外感六淫病邪，一般阳邪传变较快，特别是火（热）邪、风邪、暑邪；阴邪传变比较慢，特别是湿邪黏滞而较少传变。疠气的传变急速。湿、痰、水饮及内生瘀血，传变一般迟于外邪。另外，邪盛则传变较快，邪微则传变缓慢。我们在病理产物，关于湿、痰、水饮及瘀血部分讲得很清楚了，这里就不啰嗦了。关于阳邪传变快，阴邪传变慢，我们在讲外感六淫的时候，也讲得特别清楚了。

各种不同病邪，其伤人途径不同，病位传变的路径亦有较大差异。外感病因以表里传变为主，伤寒多六经传变，而温病多卫气营血、三焦传变。关于表里传变、六经传变、卫气营血传变和三焦传变，前面已经详细地讲过了。内伤病主要是脏腑传变，亦可表里相及。疫气致病力强，各有相对特殊的传变途径。关于疫气，我们是重点讲过的，甚至将三焦辨证、卫气营血辨证都一并讲过。外伤对疾病的传变也有重要影响，我们在病因部分也进行了详细论述，包括毒蛇咬伤、虫咬伤、刀伤等，大家可查看之前出版的书。

病邪是否从化，主要由体质因素决定，但病性的变化与病邪的属性亦有一定联系。如燥为阳邪，较易从热而化；湿为阴邪，较易从寒而化。

三、地域因素和气候因素

地理环境和时令气候两者之间密切相关，共同作用于人体及病邪双方，而对疾病的传变发生影响。

一般来说，地域因素的长期作用导致不同地理环境下人群的体质特征和疾病谱的差异，同时亦影响疾病的传变。比如居处高燥地域的人群，感邪后较易化热化燥，伤阴耗津；而居处低湿之地者，病变较易化湿，伤气伤阳。也就是说处于比较高的干燥地域的人和居于比较低的有湿气的地方的人，他们感邪后的传变有规律不同。住在高的干燥的地方，邪易化燥化热，伤阴耗津；居于低的有湿气的地方，病变比较易化湿，伤气伤阳。以前有一首歌叫《高原红》，讲的就是久居青藏高原的藏族同胞脸蛋儿大多是红扑扑的。为什么呢？因为他们居住的地方高且干燥，导致体质比较容易燥热而伤阴，伤阴后出现阴虚，阴虚后两颧就会红嘛。这就是地域环境因素影响他们的体质，所以出现了"高原红"这种现象。而我们国家的地势是西高东低，所以西部人群和东部人群的体质就不一样，特别是东南方向，如广东、福建、江西、湖北、江苏这些地方，地势比较低，也潮湿，湿邪比较重，容易化湿伤阳，所以这些地方的人得风湿的就会多一些。

时令气候对疾病的影响颇大，其中包括对疾病传变的影响。比如在冬春寒冷季节，寒哮一证容易出现外寒入里引动内饮而发病，发生表里的传变，其实就是小青龙汤证。"外寒内饮小青龙汤"，对于寒哮也好，对于外寒内有支饮也好，只要肺有饮，咳吐白色泡沫痰，无论是哮喘还是咳，一律可以用小青龙汤加减治疗。

而阳胜之躯，则可因寒邪外束腠理，阳气不得发越而暴亢乃至化火生风，发生厥仆之变，此又属脏腑经络的转变。厥仆其实相当于西医的脑溢血、脑梗死等。阳胜之躯大部分是肝阳上亢。但是因外寒、寒邪外束腠理，阳气不得发越而暴亢，乃至化火生风，发生厥仆之变，前面讲中风的时候多次讲过，在唐宋以前，中风都是从外风立论，唐宋以后，大部分是以内风立论，比如金元四大家刘完素所创的大秦艽汤，就主要是治疗以外风立论的中经络的中风。大秦艽汤首载于《素问病机气宜保命集》。而外风立论中脏腑的代表方剂是小续命汤，来自孙思邈的《备急千金药方》。无论是刘完素的大秦艽汤，还是孙思邈的小续命汤，他们都是治疗六经中风，一个中经络，一个中脏腑。我们既然讲到由外风而引起的薄厥，就多说两句，讲了两个经典名方。

四、生活因素

生活因素包括情志、饮食、劳逸等，主要是通过对脏器发生作用而影响疾病的传变进程。概而言之，良好的心情、合理的饮食、劳逸得当使疾病趋向好转康复。相反，恶劣的心境、饮食不当以及劳逸失度，则使疾病发展生变。

此外，正确的治疗、护理可及时阻断、中止疾病的发展和传变，或使疾病转危为安，以至痊愈。反之，若用药不当或失治误治，护理不当，则可损伤人体正气，并助长邪气，以致变证迭起，坏证丛生，甚至预后不良。

这个生活因素特别重要，好多病人要是对医嘱执行得好，治疗效果就好，医嘱执行得不好，治疗效果大部分都不好。生活因素当中，情志排在第一位，情志对疾病的转归特别重要。心态好的人，疾病就容易好，其次才是饮食、劳逸。特别对于一些重大疾病，如癌症；对一些精神方面的疾病，如抑郁症、脏躁等，情志因素更为明显。

而饮食方面，皮肤病对饮食的要求特别高。特别是一些有热、有湿热，属于阳性的皮肤病，对饮食的要求特别高。我一般让这种病人只能吃油、盐，其他调料不要吃；荤类的只能吃猪肉，或者鸭肉，其他的肉类一律不吃；水果类也有发物，如芒果、杏、桃，连蔬菜类都有发物，如莴苣、茄子、南瓜、韭菜，尽量都不要吃。说有句话叫"医生不治癣，治癣他丢脸"，这个癣就指皮肤病。为何？因为你方子开的很对，但是患者饮食不节制，天天吃海鲜、辣椒、大鱼大肉，那怎么可能好得了呢？所以干脆不治，免得把脸丢了。因此每每遇到这种由湿热引起的皮肤病，我就跟病人说清楚，如果饮食禁忌做得不好，导致治疗效果不理想，那自己负责，跟医生没关系。

我们接着说劳逸。比如有些人腰疼，西医诊断为腰椎间盘突出和骨质增生压迫坐骨神经，不管病名是什么，中医辨证大部分都属于肾虚范畴。腰为肾之府。我们给他补肾的同时，要求他不能够进行与腰部相关的劳动，比如长期弯腰。往往这种病，有时甚至平卧都可以自行缓解。所以有时劳逸也很重要。

关于中医基础理论的病机到这里就全部讲完了，下面开始讲防治原则。

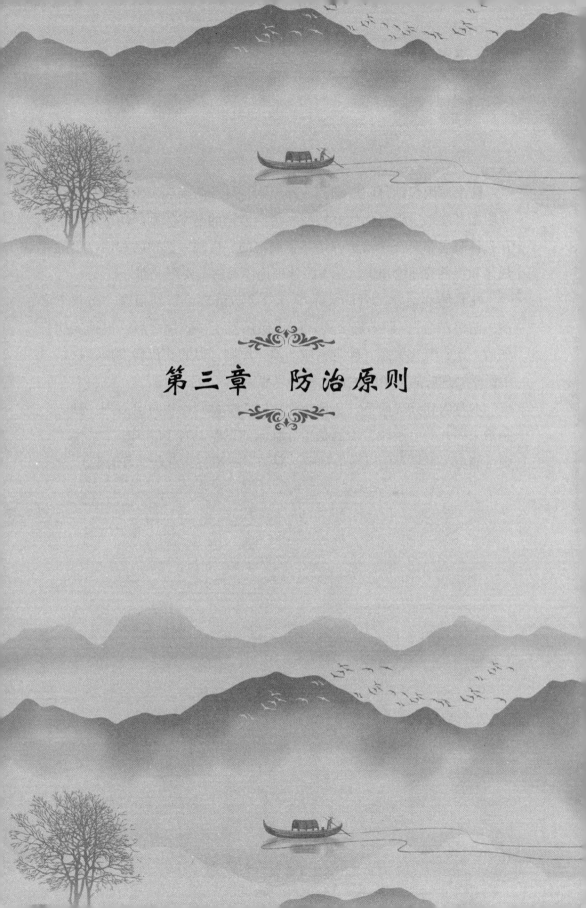

第三章　防治原则

　　防治原则包括预防原则和治疗原则，是预防疾病发生，治疗疾病并阻断其发展，促进疾病好转或痊愈所遵循的基本原则。防治原则是在整体观念和辨证论治精神指导下制定的，反映中医预防和治疗学的规律和特色的理论知识，是中医学理论体系的重要组成部分。

　　在预防和治疗二者的关系中，中医防治理论特别强调"防重于治，防治结合"，即未病之前，防止疾病发生；既病之后，根据疾病先后主次、轻重缓急，确定相应的治疗原则，以防止疾病发展，这是中医学处理防病与治病关系的核心思想。

　　本章内容分成两节，从预防和治则角度分别论述防治原则。预防是治未病和养生手段，治则是指导临床的思路，对于临床医生来说治则可能更为重要。所以在本章中，我们了解预防，重点学习治则。

第一节　预　防

　　预防，就是采取一定的措施，防止疾病的发生与发展，传统称为"治未病"。预防，对于健康人来说，可增强体质，预防疾病的发生；对于病者而言，可防止疾病的发展与传变。中医学历来重视预防，早在《内经》中就提出"治未病"的概念。《素问·四气调神大论》指出："圣人不治已病治未病，不治已乱治未乱……夫病已成而后药之，乱已成而后治之，譬犹渴而穿井，斗而铸锥，不亦晚乎。"这段话为中医预防理论研究奠定了基础。其后《难经》《金匮要略》等医著中对中医"治未病"思想多有阐发，其中尤以孙思邈的学术思想对后世影响最为深远。他对《黄帝内经》的"治未病"理论进行了深化，在《千金要方·论诊候》中提出："古人善为医者，上医医未病之病，中医医欲病之病，下医医已病之病。"将疾病分为未病、欲病、已病三类，这是中医学最早的三级预防概念，亦与现代预防医学的三级预防思想甚为相合。也就是说未病是没有得病，欲病是既将得病，已病是已经得病，目前大多数临床医生基本上治疗的是已病。所以按这个说法，我们基本上是"下医"，这是由于广大人民群众的思维决定的，他们没有治未病、治欲病的理念，都是得病了才去找医生，所以在这种环境之下大多数医生都属于"下医"，治已病之病。那么治已病之病的医生是不是下等医生呢？非也！并不是这个意思。"上医医未病之病"中的"上医"，我们不能从表面上理解为上等医生；"中医治欲病之病"也不能理解为中等医生医快要得的病；"下医治已病之病"也不能理解为下等医生治疗已经得了的病。这不是上、中、下三等，而是三个层次。我理解的三个层次，"未病"之病就是在疾病发生之前就将问题解决的为第一个层次；"欲病"就是即将要生病时把问题解决的为第二个层次；已经病了，医生把病治疗好了的为第三个层次。我个人认为，这三个层次是在健康理念上逐渐变弱。但是从治疗手段上，从医术角度来讲，"下医"显得尤为关键，如一个人得了癌症，在没有得病之前，他是不会按你说的方法去养生的，所以"上医""中医"得不到患者及社会的认同，而"下医"往往能得到患者和社会认同。如得了癌症，癌症在西医来说是不治之症，而你用中医理论把它治疗好了，就会把你当"神医"，其实这是我们当医生的一种悲哀，说明广大人民群众的健康意识不足，导致我们这些医生统统变成了"下医"。

养生，古称"摄生""道生""保生"，即调摄保养自身生命之意。中医养生的基本原则是顺应自然、形神兼养、保精护肾和调理脾胃，具体方法很多，如形体锻炼（太极拳、五禽戏等）、药物调养（茶饮等）、针灸推拿、饮食（国家大力推崇的药食同源）、音乐（五音疗法等）。养生的首要目的是培补人体正气，增强抗病能力，减少和防止疾病的发生；养生的更高目的是协调人体阴阳，使身心处于一个最佳状态，从而延缓衰老、延长寿命。身心不仅是培补人体正气，增强抵抗力，还与人的心情性格有关。可见预防与养生，既有共性又有差异。预防的目标比较具体，针对性较强，主要是防病，更多表现为某一生命常态或病态阶段的应急之举。养生的目的不仅在于防病，更是追求生命健康的高质量和生命寿限的延长，相对来讲更高远，往往是在生命常态下的长期行为。所以养生是一个长期行为，是需要一辈子维护的。合理的养生，能够为预防奠定良好的基础，能够更有效地防止疾病的发生；正确的预防能够减少疾病的发生，积极促进养生目标的实现。因此，预防与养生，两者在理论上常相互交融，在应用上常相互补充，相互为用。

治未病，即中医学的预防思想，包括未病先防和既病防变两个方面。

一、未病先防

未病先防是指在未病之前，先行采取各种措施，做好预防工作，以避免疾病的发生。疾病的发生，主要关系到邪正盛衰。正气不足是疾病发生的主导因素，邪气是发病的重要条件。邪正的盛衰变化决定疾病发生、发展和变化的全过程。因此，未病先防，就必须从增强人体正气和防止病邪侵害两方面入手。

（一）养生以增强正气

养生，主要是未病时的一种自我保健活动，从预防角度看，可增强自身体质，提高人体的正气，从而增强机体的抗病能力。这里有一段经典的话，指导了2000多年来养生活动，这段话来源于《素问·上古天真论》："上古之人，其知道者，法于阴阳，和于术数，食饮有节，起居有常，不妄作劳，故能形与神俱，而尽终其天年，度百岁乃去。"历史上超过100岁的人很多，甚至还有一百几十岁的，比如孙思邈、张三丰。

根据上面的论述，养生与增强正气又可分六个方面论述：第一顺应自然，所谓"道法自然"，这是肯定的。第二是养性调神，"食色性也"，这个"性"指的东西比较多，包括情志活动、七情六欲等。第三是护肾保精，或者说保精护肾，肾为先天之本，护肾保精非常重要，我们有专门章节讲解。第四形体锻炼，比如早期的五禽戏，后来的太极拳、太极剑都属于形体锻炼养生方法。第五是调摄饮食，一方面通过个人体质注意饮食宜忌，另一方面是药膳保健，很多中药是药食同源。第六是针灸推拿、药物调养，这就涉及医护两方面了，比如我们现在推崇的医养结合。

1. 顺应自然

《灵枢·邪客》说："人与天地相应。"即言人体的生理活动与自然界的变化规律是相适应的。从养生的角度而言，人体自身虽具有适应能力，但人们要了解和掌握自然变化规律，主动采取养生措施以适应其变化，才能使各种生理活动与自然界的节律相应而协调有序，保持健康，增强正气，避免邪气的侵害，从而预防疾病的发生。所以中医学提出了"法于阴阳""和于术数"的顺时养生原则。正如《素问·四气调神大论》强调："阴阳四时者，万物之终始也，死生之本也。"又指出"春夏养阳，秋冬养阴，以从其根"。这里的"从其根"即是遵循四时变化规律。后世医家根据"春夏养阳，秋冬养阴"理论发展出了三伏贴，在天气最热时用温性药，贴在相应的穴位上以达到冬病夏治，预防疾病的目的。正所谓"冬吃萝卜夏吃姜，不用大夫开药方"，这也是根据"春夏养阳，秋冬养阴"的思路总结出来的民间谚语，都是有道理的。

2. 养性调神

中医学非常重视人的情志活动与身体健康的关系。七情太过，不仅可直接伤及脏腑，引起气机紊乱而发病，也可损伤人体正气，使人体的自我调节能力减退，容易感受病邪而诱发疾病。比如一个人心情好和不好的时候，甚至对伤风感冒的抵抗能力都不一样。这个我是有亲身体会的，几年前有段时间，我心情不是太好，本来我是很少感冒的人，但是那段时间经常感冒，感冒后一个月都好不了，后来心情慢慢好了才恢复了元气。一个感冒尚且会受到人的心情起伏的影响，更何况一些癌症病人呢，所以一个癌症病人当他知道自己病情的时候，他的生命活动已经受到影响。如果这个病人不知道自己得了癌症，生存时间可能更长些。这与有无癌症无关，而与情志因素有关。所以往往内心强大、情志愉悦的人，对各种疾病治疗都有好处的。可以这么说，只要情志好，疾病就好了一半，再加上找到一个你信任的医生看病，你的病又好了一大半，所以养性调神特别重要。在疾病发生发展过程中，情志失调又可致病情恶化。如怒伤肝而气上，喜伤心而气缓，悲伤肺而气消，思伤脾而气结，恐伤肾而气下等，均是突然、强烈、长期的情志刺激，超过了人体正常调节范围，致机体气机失调，脏腑功能紊乱而致病。所以，调神养性是养生防病的一个重要方面。正如《素问·上古天真论》说："恬惔虚无，真气从之，精神内守，病安从来。"又有"志闲而少欲，心安而不惧"，强调人们要注意调摄精神，情绪宁静安定，保持乐观的态度、豁达的胸怀、良好的心态，并注意防范意外伤害，使机体气机调畅，气血平和，正气充盛，抗病力强，对于预防疾病发生和发展具有重要意义。

3. 护肾保精

中医历来强调肾精对人体生命活动的重要性，因精能化气，气能生神，神能御气御形，故精是形气神的基础。养生要注重护肾保精。《金匮要略·脏腑经络先后病脉证》谈到养生时说："房事勿令竭乏！"即是说性生活要有节制，不可纵欲无度以耗竭其精。男女间正常的性生活，是生理所需，正所谓"食色性也"，对身体是无害的。若性生活得不到满足，每易形成气机郁滞之证。但性生活要消耗肾精肾气，而肾精肾气关系人体的生长、发育、生殖等功能及机体阴阳平衡的调节。性生活过度必然导致肾精肾气亏损而使人易于衰老或患病，故中医学将房劳过度看作是疾病的主要病因之一。护肾保精之法除房事有节外，尚有运动保健、按摩固肾、食疗保肾、针灸药物调治等，从而使人体精气充足、形健神旺，达到预防疾病、健康长寿之目的。比如在古代，达官贵人都有三妻六妾，特别是皇帝，还有"后宫佳丽三千"，如果皇帝在护肾保精方面做得不好，往往不会长寿，历史上长寿的皇帝并不多，特别是明朝皇帝，平均年龄只有30几岁，这与房事过度有非常大的关系。对于某些男科疾病，护肾保精尤为重要，比如由于时代的发展，夜生活比较频繁，男性朋友出现阳痿、早泄的特别多，很多是纵欲过度。在看阳痿、早泄这些疾病过程中，往往要让他们禁欲。禁欲做得好，治疗效果就会好一些。如果禁欲做得不好，你一边给他益肾填精，他一边还在纵欲，这样的病人神仙都难救，有时候反倒说你这个医生不行。鉴于此种情况，很多药商开始做文章，什么肾宝、地黄丸啊，都是抓住老百姓无法禁欲，又想治病的心理，其实这些东西吃之后怎么会好呢？有的阴虚吃阳虚的药，有的阳虚吃阴虚的药，根本就是瞎搞！没有在专业中医师指导下用药，有时候适得其反。至于西药激素药更是对身体有害。

4. 形体锻炼

中医整体观认为，人体是一个有机的整体，形神统一。因此，古人养生，注重形神合一，主张形动神静。"形动"，即加强形体锻炼。中国最早的史书《尚书》记载了我国唐尧时期中原地区人们发明的"舞"，因当时洪水泛滥，气候潮湿，人们气血郁滞而多患周身关节疼痛病，相当于痹证，便通过舞蹈宣导气血以治病。可能类似今天的广场舞。人类在远古的生活和劳动实践过程中，不断发明各种形体锻炼方法，并逐渐认识到形体锻炼的重要性。中医认为锻炼形体可以促进气血流畅，使人体肌肉筋骨强健，脏腑功能旺盛，并可藉形动以济神，从而使身体康健，益寿延年，同时也能预防疾病。传统的健身术如太极拳、易筋经、八段锦、五禽戏及一些偏于健身的武术等，均具此特色。

形体锻炼的要点有三：一是运动量要适度，因人而异，做到"形劳而不倦"；二是要循序渐进，运动量由小到大；三是要持之以恒，方能收效。下面具体说一说。第一，运动量要适度，因人而异。比如有的人身体只适应运动半个小时，你让他运动了一小时，反倒对身体不利，因为他没有做到"形劳而不倦"，形劳倦了就是过而不及。比如专业运动员的寿命一般比正常人短，人们觉得运动员天天进行形体锻炼，应该能延年益寿呀！其实不然，他们每天的运动量超出了身体的负荷，甚至有人运动过后暴毙，比如李小龙，全身基本没有脂肪，全部是肌肉，可以以一己之力抗电流，结果暴毙了。当然李小龙的死因有很多种，但是我们在这里只说运动过量反倒不好。二是要循序渐进，运动量要由小到大，若是由大到小，那就是本末倒置了。比如秦武王嬴荡，力大无比，力能举鼎，最后恰恰因比力举鼎而被鼎压死了，这就是一下子运动量过大，超过了自己的负荷！三是要持之以恒，方能收效。比如前巴西足球运动员罗纳尔多，踢球的时候每天都在运动，体型保持得比较好，退役后身体发福得厉害。相信对足球有所了解的读者都知道罗纳尔多变成"肥罗"的故事！

5. 调摄饮食

调摄饮食主要包括注意饮食宜忌及药膳保健两个方面。

（1）注意饮食宜忌　一是提倡饮食的定时定量，不可过饥过饱，即《内经》所言饮食有节；二是注意饮食卫生，不吃不洁、腐败变质的食物或自死、疫死的家畜，防止得肠胃疾病、寄生虫病或食物中毒；三是克服饮食偏嗜，如五味要搭配适合，不可偏嗜某味，以防某脏之气偏盛，食物与药性一样，也有寒温之别，故食性最好是寒温适宜，或据体质调配，体质偏热之人宜食寒凉而忌温热之品，比如这个人烦渴亦饮有胃热，你还给食辛辣之羊肉、狗肉、牛肉等，必定上火，这时宜吃稍偏寒凉的鸭肉，还可以适当吃点凉菜、凉面等。体质偏寒之人则相反。脾阳虚拉肚子的、肾阳虚宫寒的人可以适当吃些羊肉、牛肉等温性食物。各种食物含有不同的营养成分，故要适当调配，不可偏食。正如《素问·藏气法时论》说："五谷为养，五果为助，五畜为益，五菜为充。气味合而服之，以补益精气。"

此外从预防的角度看，某些易使旧病复发或加重的发物亦不宜食。发物种类繁多，我在讲食疗的时候已讲过，可翻阅之前出版的书。

（2）药膳保健　药膳是在中医学理论指导下，将食物、调料与中药等相配合，通过加工调制而成的膳食。药膳兼有药、食二者之长，具有防治疾病和保健强身的作用，这是中医养生颇具特色的一种方法。现在有近200味药列入药食同源名单供选用。药膳常用的中药有人参、枸杞、黄芪、黄精、何首乌、桑葚、莲子、百合、薏米、芡实、菊花等，药性多平和，所以适合长期服用，药性适用面较广。但是药性平和也不是绝对的，比如人参，热性体质的人服用久了，气有余更为火，容易上火，而气虚的人用人参、黄芪做辅料就很好，阴虚的人用枸杞、黄精、何首乌更好，脾虚的人用莲子、薏米更好，肝火旺的人可以用菊花。除了需要根据体质调配适合的药膳，还应做到因时制宜，药食结合，辨证施膳等。

6. 针灸推拿、药物调养

药物调养是长期服食一些对身体有益的药物以扶助正气，平调体内阴阳，从而达到健身防病益寿的目的。其对象多为体质偏差较大或体弱多病者，前者应根据患者阴阳气血偏颇选用有针对性的药物，后者则以补益脾胃、肝肾为主。药物调养往往长期服食才能见效，比如膏方，俗语道"冬季进补来年打虎"。

推拿，是通过各种手法作用于体表特定部位，以调节机体生理病理状况，达到治疗效果和保健强身的一种方法。其原理有三：一是纠正解剖位置异常，比如"正骨"；二是调整体内生物信息，三是改变系统功能。二和三不如理解为通过经络调节体内升降出入更好！

针灸包括针法和灸法，即通过针刺手法或艾灸的物理热效应及艾绒的药性对穴位有特异性刺激，通过经络系统的感应传导及调节功能，使人身气血阴阳得到调整而恢复平衡，从而发挥其治疗保健及防病效能。针灸分为针法和灸法。针法在全世界广为流传，在加拿大、美国、欧洲各国，甚至非洲都很流行。但灸法主要在国内使用，因为灸法暂时还没受到全世界的认可。国内使用的灸法种类越来越多，但是不是所有体质的人都适合艾灸，比如体内有热的人就不适宜用灸法，一些人为了推销自己的产品，在别人背上用长龙灸，搞得人家口舌生疮，甚至长脓疱。这种情况是堪忧的！

其他的养生手段和方法还有很多，如音乐、舞蹈、绘画、书法、钓鱼、旅游等。可根据自身情况选择一种或几种。不管选择哪种都要遵循上述原则，坚持方能收到理想的效果。那么就有人想了，五音疗法、舞蹈对养生有帮助可以理解，那么绘画、书法、钓鱼、旅游这也是养生手段吗？可以明确地告诉大家，绘画、书法也是一种养生手段。但凡绘画、书法达到一定境界的人，往往能延年益寿。因为绘画和书法可以宁神，是调内的一种方法。同理，钓鱼也是一种内调的好方法。不是有一句话"钓胜于鱼"，在钓鱼的过程中可以让人宁神；钓到鱼的喜悦也会让人身心舒畅等。旅游也可以使人愉悦，而且也是对身体的一种锻炼。当然任何事情都是过犹不及，皆要适可而止。

（二）防止病邪侵害

防止病邪侵害主要是两个方面：第一是避其邪气，第二是药物预防。

1. 避其邪气

邪气是导致疾病发生的重要条件，有时甚至可变为主要因素，比如各种冻伤、烧烫伤、电击伤、化学伤、虫兽伤、交通伤害等，故未病先防除了养生以增强正气，提高抗病能力之外，还要注意避免病邪侵害。《素问·上古天真论》曰："虚邪贼风，避之有时。"就是说要适时躲避外邪的侵害。其中包括顺应四时，防六淫之邪的侵害，如夏日防暑，秋天防燥，冬天防寒，春天防风等；避疫毒，预防疠气之染易；至于外伤和虫兽伤害，则要在日常生活和工作中用心防范；注意卫生，防止环境、水源和食物的污染等。根据三因学说（内因、外因、不内外因），我们把冻伤、烧烫伤、电击伤、化学伤、虫兽伤、交通伤害等意外伤害归为不内外因。因此交通伤害是不是邪气呢？可以把它归为广义的邪气里。至于外感六淫，夏防暑、秋防燥、冬防寒、春防风，那是正儿八经的邪气，是我们传统意义上狭义的邪气，要注意高等教育规划教材里面没有写"春防风"。邪气是导致疾病发生的重要条件，因此养生防病就要"避其邪气"。

2. 药物预防

事先使用某些药物，可提高机体的抗邪能力，有效地防止病邪的侵袭，从而起到预防疾病的作用。这一方法，尤其在预防疫病，比如禽流感、SARS 病毒等流行方面更具重要意义。对此，古代医家积累了很多成功的经验。早在《素问·刺法论（遗篇）》有"小金丹……服十粒，无疫干也"的记载。我国 16 世纪就发明了人痘接种术预防天花，开创了人工免疫之先河，为后世预防接种免疫学的发展做出了极大的贡献。近年来，在中医预防理论指导下，用中草药预防疾病取得了良好的效果，比如用板蓝根、大青叶预防流感、腮腺炎，用马齿苋预防痢疾，用茵陈、贯众预防肝炎等，都是用之有效、简便易行的方法。而在 SARS 和甲型 H1N1 流感等疫病的预防上，中药也发挥了重要的作用。

二、既病防变

既病防变，指的是在疾病发生的初始阶段，应力求做到早期诊断，早期治疗，以防止疾病的发展及传变。

（一）早期诊治

在疾病的过程中，由于邪正斗争的消长，疾病的发展可能会出现由浅入深，由轻到重，由单纯到复杂的发展变化。早期诊治，其原因就在于疾病的初期，病位较浅，病情多轻，正气未衰，病较易治，因而传变较少。《素问·阴阳应象大论》说："故邪风之至，疾如风雨，故善治者治皮毛，其次治肌肤，其次治筋脉，其次治六腑，其次治五脏。治五脏者，半死半生也。"说明诊治越早，疗效越好，如不及时诊治，病邪就有可能步步深入，使病情愈趋复杂、深重，治疗也就愈加困难了，这就是我们所说的"上医""中医""下医"的问题。"上医"顶多治疗皮毛。"中医"呢？可能治一下肌肤筋脉，"下医"就治六腑治五脏，而"治五脏者，半死半生"，意思就是病到需要"治五脏"的阶段就是病入膏肓了，不一定能治好。而这一阶段一般由"下医"来解决。上医治未病、中医治欲病、下医治已病，我们千万不要把它理解为上等医生、中等医生、下等医生，而是三个层面。

早期诊治的时机在于掌握好不同疾病的发生发展变化过程及其传变规律，病初即能及时做出正确的诊断，从而进行及时、有效、彻底的治疗。

（二）防止传变

防止传变，指在掌握疾病的发生发展规律及其传变途径的基础上，早期诊断与治疗，以防止疾病的发展。掌握不同疾病的发生、发展变化过程及其传变规律，才能在早期诊治过程中，既着眼于当前病证，又能前瞻性地采取措施避免传变的发生。

防止传变包括阻截病传途径与先安未受邪之地两个方面。

1. 阻截病传途径

各种疾病的传变都具有一定的规律和途径。如伤寒病的六经传变，病初多在肌表的太阳经，病变发展则易往他经传变，因此，太阳病阶段就是伤寒病早期诊治的关键，在此阶段正确有效的治疗是防止伤寒病病势发展的最好时期。又如温病多始于卫分证，因此卫分证阶段就是温病早期诊治的关键。据此可知，邪气侵犯人体后，根据其传变规律，早期诊治，阻截其传变途径，可以防止疾病的深化与恶化。

关于六经传变及卫气营血传变，我们在上一章已经详细地讲解了。

2. 先安未受邪之地

由于人体"五脏相通，移皆有次，五脏有病，则多传其所胜"（《素问·玉机真脏论》）。因此，在临床诊病中，不但要对病位之所进行诊治，而且还应该根据疾病发展传变规律，对尚未受邪而可能被传及之处事先予以充实，阻止病变传至该处，达到中断其发展的目的，即所谓先安未受邪之地。

在具体运用中，可以以五行的生克乘侮规律、五脏的整体规律、经络相传规律等为指导，采取相应措施进行防治。如《金匮要略·脏腑经络先后病脉证》说："见肝之病，知肝传脾，当先实脾。"临床上在治疗肝病的同时，常配以调理脾胃的药物，使脾气旺盛而不受邪，常会收到良好的效果。

有必要给大家说明一下，"见肝之病，知肝传脾，当先实脾"，这里的肝和脾是中医范畴的肝脾，你千万不要认为这个人有血吸虫肝、乙肝，治疗的时候就先"实脾"，不是这样的！这是两回事。血吸虫肝有时不一定属于中医肝病的。不能混淆西医中的肝和中医中的肝。这一点、这种思想一定要贯穿中医学习的整个过程当中啊！

又如温热病发展过程中伤及胃阴时，其病变发展趋势是耗及肾阴，清代医家叶天士据此传变规律主张在甘寒以养胃阴的方药中，加入咸寒滋养肾阴的药物，以防止肾阴的耗损。这些都是既病防变具体应用的范例。

关于防治原则的预防就讲到这里。

第二节　治　则

治则，是治疗疾病时所必须遵循的基本原则，是在整体观念和辨证论治精神指导下制定的治疗疾病的准绳，对临床立法、处方等具有普遍指导意义。

治则是否清晰，基本上可以确定立法处方是否完备，这个处方包括中药处方、针灸穴位的配方。有一些民间医生，他们采用的方法没有遵循治则，或者说他们所用方法的治则自己都不明确。所以在治疗疾病过程当中会出现一些有效、一些无效的情况。一些所谓的祖传秘方，其实也有自己的治则，只是在使用的时候，忽视了治则，导致了误治。还有一些民间医生，说特别会治疗皮肤病，或者特别会治胃病，有时候效果还不错，但是他治疗的大多只是某一个证型，或者一两个证型的综合体等，这并不代表这个医生掌握了核心的中医思维，掌握了所有的治则。如果一个中医高手能够治疗某一种疾病的不同证型，那他必须将治则掌握得非常好。

治则是针对疾病所表现出的病机共性而确立的。疾病之基本病机，可概括为邪正盛衰、阴阳失调、精气血津液失常等，因而扶正祛邪、调整阴阳、正治反治、治标治本、调理精气血津液及三因制宜等属于基本治则。

治法与治则有别。治则是治疗疾病的准绳，具有很强的原则性和指导性，是相对稳定和规范的。治法是在一定治则指导下，制订的针对疾病与证候的具体治疗大法、治疗方法和治疗措施，较为具体，相对灵活一些，且具有多样性。

其中，治疗大法是针对一类相同病机的证候确立的。如汗、吐、下、和、清、温、补、消法八法，其适应范围相对较广，是治法中的较高层次。

治疗方法是在治疗大法限定范围之内，针对某一具体证候所确立的具体治疗方法，如辛温解表、镇肝息风、健脾利湿等，它可以决定选择何种治疗措施。

治疗措施，是在治法指导下，对病证进行治疗的具体技术、方式与途径，包括药治、针灸、按摩、导引、熏洗等，是治法中的较低层次。

我们说较高层次和较低层次，并不是说谁高明，只是层面的不一样，我们都要掌握。

治则与治法又有密切联系。治则是治疗疾病时指导治法的总原则，对治法的选择和运用具有普遍性意义；治法是从属于一定治则的具体治疗大法、治疗方法及治疗措施，其针对性较强，是治则理论在临床实践中的具体运用。

概括言之，治则指导治法，治法从属于治则。例如，从邪正关系来探讨疾病，不外乎邪正盛衰，因而扶正祛邪就成为治疗的基本原则。在这一原则的指导下，根据不同的虚证而采取益气、养血、滋阴、扶阳等治法及相应的治疗手段就是扶正这一治则的具体体现。比如，气虚的就补气，血虚的就补血，阴虚的就滋阴，阳虚的就扶阳。这就是在"扶正祛邪"这一总的治则原则指导下，采用相应的治疗手段。而在不同的实证中，发汗、清热、活血、涌吐、泻下等治法及采取的治疗手段就是"祛邪"这一治则的具体体现。一个扶正，一个祛邪。扶正无外乎气血阴阳。对于祛邪，如果邪在表，我们可以发汗；如果是热邪，我们可以清热；如果是瘀血引起的邪，我们可以活血；如果说有一些邪气，涌吐的方法可以去掉，就涌吐；如果有一些邪气，可以采用泻下的方法，就泻下。

治则与治法的运用，体现出了原则性与灵活性的结合。由于治则统摄具体的治法，而多种治法都从属于一定的治则。因此，治疗上就可执简驭繁，既有高度的原则性，又有具体的可操作性与灵活性。

治病求本，是指在治疗疾病时，必须辨析出疾病的病因病机，抓住疾病的本质，并针对疾病的本质进行治疗。所以《素问·阴阳应象大论》说："治病必求于本。""治病必求于本"这一观念，一定要牢牢地贯穿于中医整个临床治疗活动当中。如果治病不求本，见什么治什么的话，那跟西医的对症处理也没什么分别啊，那也可能只是一时的治标而已。

病因病机是对疾病本质的抽象认识，因其涵盖了病因、病性、病位、邪正关系、机体体质及机体反应性等，因而是疾病本质的概括。故"求本"，实际上就是辨清病因病机，确立属于哪一种证。针对这个证来确立对应的治疗方法。比如，风寒袭表可以用辛温解表的方法；肝阳上亢就可以用镇肝息风的方法；脾虚湿盛可以用健脾利湿的方法。

治病求本是整体观念与辨证论治在治疗观中的体现，是中医治疗疾病的指导思想，位于治则治法理论体系的最高层次。治病求本更是中医治疗疾病的最基本思想。如果没有治病求本这一思想贯穿于中医的治疗思想中的话，就不可能对全局进行把控，不可能根治某些疾病。

临床实际操作中，对外感性疾病着重病因的辨析；对内伤性疾病，则注重病机的辨析。如头痛，既有因感受六淫，如风寒、风热、风湿、风燥、暑湿等所致者，又有因机体自身代谢失调而产生气虚、血虚、瘀血、痰浊、肝阳上亢、肝火上炎等病理变化而发者。外感性头痛，辨清了病因，则能确立相应的证而施治。如风寒者以辛温散之，风热者以辛凉解之，风湿者用辛燥之品，风燥者宜辛润之品，暑湿者当芳香化湿。内伤性头痛，一般难以找到确切的病因，因而必须辨明病机，据病机确立证，然后论治；属气虚者当补气，血虚者当补血，瘀血者当活血，痰浊者宜化痰，肝阳上亢者当平肝潜阳，肝火上炎者宜清肝泻火。

仅仅一个头痛，就有可能由外感六淫、内生五邪引起。外感六淫引起的头痛类似于风寒感冒、风热感冒引起的头痛。对于风寒感冒，表实证用麻黄汤，表虚证用桂枝汤。风热感冒引起的头痛用银翘散。

所以遇到病，我们先认清病的原因、病机，再来确定治则，然后再用方药，有方剂才有药，这是一连串的。

我们再看内伤性头痛。气虚的，我们就补气，有时仅仅用黄芪或者人参，就可以解决。黄芪和人参是不是治头痛的药呢？不是的，它是补气的。头痛的病因是什么，是气虚，所以用黄芪、人参能治疗由于气虚引起的头痛。那血虚头痛呢，用四物汤啊，四物汤能治疗由于血虚引起的头痛。病因是血虚，我们当然得补血，可四物汤是不是治疗头痛的专药专方呢？不是！瘀血引起的头痛，需要活血，可以选用通窍活血汤。那么，通窍活血汤是不是专门治疗头痛的呢？也不是！它只是来活血化瘀的。痰浊引起的头痛，我们用半夏白术天麻汤。半夏白术天麻汤也不是专门治疗头痛的，还可以治疗痰湿引起的头晕、眩晕等，它针对的是痰浊。肝阳上亢引起的头痛，我们可以用镇肝息风汤、天麻钩藤饮来平肝潜阳，但他们也不是专门治头痛的，是用以镇肝阳的。肝火上炎引起的头痛，我们用龙胆泻肝汤，龙胆泻肝汤既可以清泻肝胆实火用来治疗肝火上炎引起的头痛，还可以用来治疗肝火引起的失眠、咳血、阳痿早泄等，以及肝胆湿热下注引起阳痿早泄，或者女性带下，或者皮肤病、带状疱疹。所以治病求本非常重要，贯穿了整个中医学。

疾病的外在表现与其内在本质一般是统一的，但有时也不是完全一致的，因而透过临床表现探求疾病的本质，即病因病机，是十分重要的。说白了，就是透过现象看本质。这句话，也是一种哲学观念，不仅适合中医学，也适合所有的社会现象。所以说中医是在哲学的基础上建立起来的，要有辩证思维。

治病求本是中医学治疗疾病的指导思想，而正治与反治、治标与治本、扶正祛邪、调整阴阳、调理精气血津液、三因制宜等，则是受此指导思想支配的治疗原则。好，这里有个图（图3-1）大家可以看一下，我们刚才讲了那么多，就是根据这个图来讲的。下面就来解释这个图，也许会应用临床的一些案例来分析、如何理解。

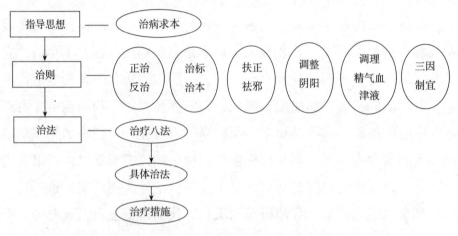

图 3-1　指导思想与治则治法层次图

一、正治与反治

在错综复杂的疾病过程中，有本质与征象一致者，有本质与征象不一致者，故有正治与反治的不同。正治与反治，是指所用药物性质的寒热、补泻效用与疾病的本质、现象之间的从逆关系，即《素问·至真要大论》所谓"逆者正治，从者反治"。

（一）正治

正治，是指采用与病证性质相反的方药以治疗的基本原则。由于采用的方药与病证的性质相逆，如热证用寒药，寒证用热药，故又称"逆治"。

正治适用于疾病的征象与其本质相一致的病证。临床上大多数疾病的外在征象与其病变本质是一致的，如热证见热象、寒证见寒象等，故正治是临床最为常用的治疗原则。

1. 寒者热之

即以热药治寒证，指寒性病证出现寒象，用温热方药来治疗。如表寒证用辛温解表方药，里寒证用辛热温里方药等。表寒证常用麻黄汤、桂枝汤，是治疗表寒证的代表方剂。而里寒证的代表方剂有附子理中丸、桂附地黄丸、金匮肾气丸等。

2. 热者寒之

即以寒药治热证，指热性病证出现热象，用寒凉方药来治疗。如表热证用辛凉解表方药，里热证用苦寒清里方药等。表热证用银翘散，金银花、连翘辛凉解表，里热证可以用白虎汤清里热。

3. 虚则补之

指虚损性病证出现虚象，用具有补益作用的方药来治疗，即以补益药治虚证。如阳虚用温阳方药，阴虚用滋阴方药，气虚用益气方药，血虚用补血方药等。

肾阳虚用右归丸，肾阴虚用左归丸、六味地黄丸，胃阴虚用益胃汤，肺阴虚用沙参麦冬汤，肝阴虚用一贯煎等。

气虚用益气的方法，如补中益气汤、四君子汤。四君子汤是补气的基本方。血虚用四物汤。四物汤是治疗血虚的基本方。

当然还有阴阳两虚、气血两虚。阴阳两虚的，我们就阴阳两补，气血两虚的就气血双补。比如，治疗气血两虚的基本方子是四君子汤加四物汤，合起来叫八珍汤。

4. 实则泻之

指实性病证出现实象，用攻逐邪实的方药来治疗，即以攻邪药治实证。

如食滞用消食导滞方药，如保和丸、枳实导滞丸；水饮内停用逐水方药，如十枣汤治疗肝硬化腹水；瘀血用活血化瘀方药，代表方剂就太多了，基本的方剂是桃红四物汤，在其基础上有血府逐瘀汤、少腹逐瘀汤、膈下逐瘀汤、身痛逐瘀汤、通窍活血汤等。湿盛用祛湿方药，比如薏苡仁汤治疗湿浊引起的着痹。当然，祛湿的方药特别多。有的湿是风湿，有的湿是在体内的内湿。

正治比较简单，一般临床医生都会用，也是最常用的。而疾病本身出现正治这种现象比较多。而我们接下来讲的反治，就有假象了。所以，反治非常考察一个中医医生的基本知识，看基础知识掌握得好不好。我们主要从反治这个地方来辨别。

（二）反治

反治，指顺从病证的外在假象而治的治疗原则。由于采用的方药性质与病证中假象的性质相同，故又称为"从治"。

反治适用于疾病的征象与其本质不完全符合的病证。由于这类情况较少见，故反治的应用相对也较少。究其实质，反治用药虽然是顺从病证的假象，却是与病证本质相反，故仍然是在治病求本思想指导下针对疾病的本质而进行的治疗。说白了，反治是抛开假象，探索疾病真实本质的过程。所以，他相当考验一个临床医生的水平、判断能力，是辨别医生水平的分水岭。很多疑难杂症，一般的医生治疗无效，甚至越治越坏，大多属于反治。通过临床的总结分为四种情况。

1. 热因热用

即以热治热，那么，对于这个"热"就需要进行分析了。如果属于真热，就要进行正治；假热的话，就属于反治的范畴。是指用热性药物来治疗具有假热征象的病证，适用于阴盛格阳的真寒假热证。

比如格阳证中，由于阴寒充塞于内，逼迫阳气浮越于外，故可见身反不恶寒，面赤如妆等假热之象，但由于阴寒内盛是其病的本质，故同时也可见下利清谷，四肢厥逆，脉微欲绝，舌淡苔白等内真寒的表现。因此，虽然治疗假热，但实则仍为用温热方药以治其本。格阳证的代表方药是张仲景的通脉四逆汤。但热因热用绝非通脉四逆汤一个证，比如由于气虚引起的发热，所用的代表方剂是补中益气汤。补中益气汤是以温热药为主组成的方剂，我们称为"甘温除热"，实际上也是一种热因热用，因为病人表现出来的虽然是发热，但其病因仍是气虚，所以我们通过补气来解决根本问题。

2. 寒因寒用

即以寒治寒，是指用寒性药物来治疗具有假寒征象的病证，适用于阳盛格阴的真热假寒证。比如热厥证中，由于里热盛极，阳气郁阻于内，不能外达于肢体起温煦作用，并格阴于外而见手足厥冷、脉沉伏之假寒之象。但细究之，患者手足虽冷，但躯干部却壮热而欲掀衣揭被，或见恶热、烦渴饮冷、小便短赤、舌红绛、苔黄等真里热的征象。这是阳热内盛，深伏于里所致。外在寒象是假，里热盛极才是病之本质，故须用寒凉药清其里热。

下面把热厥证讲解一下。在《卫生宝鉴·厥逆》说："手足虽冷，有时或温，手足心必暖，脉虽沉伏，按之则滑，其证或畏热，或渴欲饮水，或扬手掷足，烦躁不得眠，大便秘，小便赤，此名热厥。古人所谓阳极发厥也。"这种情况，根据病情，选用白虎汤、大承气汤、双解散、凉膈散等。烦渴躁妄，失于攻下而手足冷甚，但不过肘，或身冷而反见阴象（即寒象）者，用在足阳明胃经者用白虎汤；谵语（瞎说话）身冷，遗溺自汗者，用在足阳明胃经者用白虎汤；当然，如果在手阳明大肠经，就要用大承气汤。

3. 塞因塞用

即以补开塞，是指用补益药物来治疗具有闭塞不通症状的虚证，适用于因体质虚弱，脏腑精气功能减退而出现闭塞症状的真虚假实证。

如血虚而致经闭者，由于血液化源不足，故当补益气血而充其源，则无须用通药而经自来。我们就用四物汤，使其补血之后，血而有源，月经自来。这是最简单的塞因塞用——用补血来治疗血虚所致的闭经。

又如肾阳虚衰，推动蒸化无力而致的尿少癃闭，当温补肾阳，温煦推动尿液的生成和排泄，则小便自然通利。可以用金匮肾气丸。金匮肾气丸本来是治疗肾阳虚的。对于肾阳虚导致的尿少、癃闭，用金匮肾气丸来温补肾阳就可以了。在《严氏济生方》里，有一个济生肾气丸，是在金匮肾气丸的基础上加了车前子，以加强其利尿作用。但其本质仍然是补肾阳，用来治疗由于肾阳虚导致的癃闭、尿塞不通。

如脾气虚弱，出现纳呆、脘腹胀满、大便不畅，是因为脾气虚衰无力运化所致，当采用健脾益气的方药治疗，使其恢复正常的运化及气机升降，则症状自减。临床上，我们不要一看到脘腹胀满、大便不畅，不加辨别地立马用木香顺气丸、枳实导滞丸等方剂。如果脘腹胀满是由食滞、气滞等实证引起的，当然可以用。但如果脘腹胀满、大便不畅是由于脾气虚弱引起的，出现脉弱，这时我们应当用健脾益气的方法，如四君子汤、参苓白术散。在四君子汤基础加上陈皮为异功散，陈皮可以加强行气的功能，但其治疗的本质是健脾益气。这也可以属于塞因塞用。

因此，以补开塞，主要是针对病证虚损不足的本质而言。反治好像是现象与本质不一致，实际上还是透过现象看本质，针对本质来治疗。说白了还是治病求本。

4. 通因通用

即以通治通，是指用通利的药物来治疗具有通泻症状的实证，适用于因实邪内阻出现通泻症状的真实假虚证。

一般情况下，对泄泻、崩漏、尿频等症多用止泻、固冲、缩尿等法。但这些通泄症状出现在实性病证中，则当以通治通。如食滞内停，阻滞胃肠而致腹痛泄泻、泻下物臭如败卵时，不仅不能止泄，相反应消食而导滞攻下，推荡积滞，使食积去而泄自止。食积导致的泄泻，代表方剂是保和丸。保和丸可以治疗因食积引起的腹痛、泄泻，当然它也可以治疗因食积引起的便秘。因为便秘或泄泻的病机都是食积。

又如瘀血内阻，血不循经所致的崩漏，如用止血药，则瘀阻更甚，出血难止，此时当活血化瘀，瘀去则血自归经而出血自止。代表方剂是将军斩关汤或者《医门推敲·壹》的化瘀止崩汤，都是通过化瘀血而止崩漏的方药。对于血块很多、舌下脉络瘀阻的崩漏，通过活血化瘀的方法，反而能够止崩漏。如果不掌握崩漏的病因病机，一见患者崩漏了，就用煅龙骨、煅牡蛎、血余炭、三七粉，甚至十灰散，这样会越治越堵，越治越漏。为什么？因为治病没有求本。有的人一看崩漏还用大黄，害怕得不得了。大黄是泻药，岂不是会让月经越来越多，崩漏得越厉害？恰恰相反！瘀血去掉，使血能够归经，崩漏自止。

再如湿热下注而致的淋证，见尿频、尿急、尿痛等症，以利尿通淋而清其湿热，则症状自消。比如导赤散、八正散。

这些都是针对邪实的本质而治，仍然属于治病求本。

正治与反治的相同之处是针对疾病的本质而治，故同属于治病求本的范畴；其不同之处在于，正治适用于病变本质与其外在表现相一致的病证，而反治则适用于病变本质与临床征象不完全一致的病证。

二、治标与治本

治标和治本，首见于《素问·标本病传论》。标和本的概念是相对的，标本关系常用来概括说明事物的现象与本质，在中医学中常用来概括病变过程中矛盾的主次先后关系。

本是事物的主要矛盾，标是事物的次要矛盾。标本是随着疾病发展变化的具体情况所指不同。比如，就邪正而言，正气为本，邪气为标；就病机与症状而言，病机为本，症状为标；就疾病先后而言，旧病、原发病为本，新病、继发病为标；就病位而言，脏腑精气病为本，肌表经络病为标等。

可见，标本不是绝对的，而是相对的，有条件的。

掌握了疾病的标本关系，就能准确地分清病证的主次先后与轻重缓急，从复杂的疾病矛盾中找出主要矛盾或矛盾的主要方面，进而采取有针对性的治疗方法，以获得理想的治疗效果。因此，在复杂多变的病证中，或在疾病的危重阶段，必须考虑治标治本的缓急先后。

（一）缓则治本

缓则治其本的治则，一般对慢性疾病或急性疾病的恢复期有着重要的指导意义。多用在病情缓和、病势迁延、暂无急重症状的情况下，此时必须着眼于疾病本质的治疗。

因标病产生于本病，本病得治，标病自然也随之而去。

如痨病（肺痨，相当于西医的肺结核）肺肾阴虚之咳嗽，肺肾阴虚是本，咳嗽、潮热、盗汗是标，标病不至于危及生命，故治疗多不选用单纯止咳、敛汗之剂来治标，而采用滋补肺肾之阴以治其本，本病得以恢复，咳嗽、盗汗等症自然会消除。

再如气虚自汗，气虚不能固摄津液为本，自汗为标。单用止汗之剂，如牡蛎散，难以奏效，此时应益气固表以治其本，气复则自能收摄汗液。如果患者的自汗是由于气虚导致的，我们就可以用玉屏风散，玉屏风散就是补气以达到收摄汗液的作用。也就是说，玉屏风散是治本的，而牡蛎散是治标的。

另外，先病、宿疾为本，后病、新感为标，新感已愈而转治宿疾，也属缓则治本。

说白了，病情危重之时治其标，在病情缓和，暂无危重状态的时候，我们就要治本了。因为只有治本才能使病证根治。

（二）急则治标

急则治其标的治则，一般适用于病情严重，在疾病过程中又出现某些急重症状的情况。这时标本取舍原则是标病急重，则应当先治或急治。此时病证过程中的危重症状已成为疾病矛盾的主要方面，若不及时解决就要危及生命，或影响本病的治疗，故必须采取紧急措施先治其标。

如病因明确的剧痛、频繁呕吐、二便不通等，可分别采用缓急止痛、降逆止呕、通利二便等治标之法，缓解危机再图其本。对于呕吐，我们可以先治呕吐，至于患者是由于什么原因引起的呕吐，可以等患者不太痛苦之后，再行探求。二便不通的患者十分痛苦，我们可以先通二便，然后再调节身体（或者说调节其本质）。

又如水臌患者，就原发病与继发病而言，臌胀多是在肝病基础上形成，则肝血瘀阻为本，腹水为标。如腹水不重，则宜化瘀为主，兼以利水；但若腹水严重，腹部胀满，呼吸急促，二便不利，则为标急，此时当先治标病之腹水，待腹水减退，病情稳定后，再治其肝病。对于腹水严重的，我们可以用十枣汤，先把水给泻掉，然后再用疏肝活血的药来治肝。因为本在肝上，腹水只是其标。

又如大出血病人，由于大出血会危及生命，故不论何种原因的出血，均应采用"急则治其标"的治则，紧急止血，待血止，病情缓和后再治其本。急则治标，只是在应急情况下的权宜之计，为治本创造有利条件。一旦标病得以缓解，仍当治疗其本，以获得长远疗效。比如，产妇分娩时大出血，此时我们应当运用一切能够止血的方法，先治其标，把血止住之后，再来给她益气养血以治其本。大出血已经危及患者生命，如果不及时止血，人就会去世，你还给她拿个脉，辨一下是阴虚还是阳虚，看一下患者五脏六腑的情况，然后再去下药，那病人早就去世了。

另外，在先病为本而后病为标的关系中，有时标病虽不危急，但若不先治将影响整个治疗方案的实施时，也当先治其标病。如心病的治疗过程中，病人得了轻微感冒，也当先将感冒治好，再来治疗心病。当然，前提条件是心病没有危及生命。注意中医的心与西医的心是完全不同的两个概念。

（三）标本兼治

标本兼治是在标病与本病错杂并重时采取的一种治则。若采取单治本病或单治标病的方法，均不能适应病证治疗的要求时，必须标本同治，才能获得良好的治疗效果。

如在热性病过程中，热盛伤津耗阴，津液与阴气受损，凉润作用减退而致肠燥便秘不通，此时邪热内结为本，津液与阴气受伤为标，治当泄热攻下与滋阴增液通便同用。增液承气汤就是标本兼治的方药，既能增液生津，又能通便。

又如脾气虚衰，运化失职，水湿内停，此时脾气虚衰是本，水湿内停为标，治疗可补脾与祛湿同用。比如实脾饮、参苓白术散都可以健脾祛湿，也属于标本兼治的方药。

再如素体气虚，抗病力低下，反复感冒，如单纯补气则易留邪，单纯发汗解表则易伤正，此时治宜益气解表，如败毒散。如果素体阳虚而感冒，用再造散。无论再造散，还是败毒散，都是标本兼治的方药。标本兼治贯穿于方剂学的思维当中，也贯穿于整个内外妇儿的治则当中。

总之，病证变化有轻重缓急、先后主次之不同，因而标本的治法运用也就有先后与缓急、单用或兼用的区别，这是中医治疗的原则性与灵活性有机结合的体现。

区分标病与本病的缓急主次，有利于从复杂多变的疾病过程中抓住主要矛盾，最终达到治病求本之目的。

三、扶正与祛邪

正邪双方的盛衰消长决定着疾病的发生、发展与转归，正能胜邪则病退，邪能胜正则病进。因此，治疗疾病的一个基本原则就是要扶助正气，祛除邪气，改变邪正双方力量的对比，使疾病早日向好转、痊愈的方向转化。

（一）扶正祛邪的概念

1. 扶正

扶正，即扶助正气，增强体质，提高机体的抗邪及康复能力，达到战胜疾病，恢复健康的目的。适用于各种虚证，即所谓"虚则补之"。

对于"虚则补之"，虚在不同的地方，就有不同的补法。比如，气虚，我们就补气（也叫益气）；血虚，我们就养血（也叫补血）；阴虚，我们就滋阴（也叫补阴）；阳虚，我们就补阳（也叫温阳）；精亏，我们就填精；津液亏耗，我们就可以补津。所以，益气、养血、滋阴、温阳、填精、补津，以及补养各脏的精气阴阳等，均是扶正治则下确立的具体治疗方法。在具体治疗手段方面，除内服汤药外，还可有针灸、推拿、气功、食疗、形体锻炼等。比如，针刺三阴交可以补肝脾肾三脏；针刺太溪穴，就有相当于六味地黄丸的功效。对于气血两虚的病人，可以口服八珍汤、人参养荣丸、十全大补丸等内服药。用针灸方法也可以，针刺足三里、气海、合谷等穴位也可以达到气血两补的目的。

2. 祛邪

祛邪，即祛除邪气，消解病邪的侵袭和损害，抑制亢奋有余的病理反应，以促使疾病痊愈。适用于各种实证，即所谓"实则泻之"。发汗、涌吐、攻下、消导、化痰、活血、散寒、清热、解毒、祛湿等，均是祛邪治则下确立的具体治疗方法，具体手段同样丰富多样，包括针灸、推拿、气功、食疗、形体锻炼等。

比如，瘀血是一种实邪，可以用桃红四物汤。而针对瘀血在不同的部位，我们还可以用血府逐瘀汤、少腹逐瘀汤、膈下逐瘀汤、身痛逐瘀汤、通窍活血汤等活血化瘀。形成的病性、病灶我们称为实邪，治疗手段是祛邪，实则泻之，在中医汤剂里面用活血化瘀的方法。用针灸的方法，也同样可以活血化瘀，我们可以用膈俞配血海来治疗各种血瘀证。

同样道理，由于各种原因形成的痰湿，我们也称之为实邪，仍然用实则泻之的祛邪治则。常用的方剂有二陈汤、涤痰汤、导痰汤、清金化痰汤、阳和汤等。通过针灸一样可以达祛除痰湿的治疗效果，很多穴位都能够化痰祛湿，针对不同的痰湿，我们选用不同的穴位，如丰隆、阴陵泉、三阴交、足三里穴。

（二）扶正祛邪的运用

扶正与祛邪，虽是两种截然不同的治则，一是针对正气的不足，一是针对邪气的盛实。但在疾病的发生、发展及其变化过程中，邪正双方的盛衰变化是密切相关的。因此，扶正与祛邪之间也是相互为用、相辅相成的。扶正增强了正气，有助于机体祛除病邪，即所谓"正胜邪自去"；祛邪在清除人体病邪的同时，中止病邪对机体的损害，保护正气，即所谓"邪去正自安"。

扶正祛邪在运用上要掌握好以下原则：一是攻补应用合理，即扶正用于虚证，祛邪用于实证；二是辨清先后主次，对虚实错杂证应根据虚实的主次与缓急，决定扶正祛邪的先后与主次；三是扶正不留邪，祛邪不伤正。具体运用如下：

1. 单独运用

（1）扶正　扶正原则适用于虚证或真虚假实证。一般多用于某些慢性疾病，或疾病的后期、恢复期，或素体虚弱之人。在运用时，应当分清虚证所在的脏腑经络等部位，以及精气血津液阴阳中的虚衰，还应适当掌握用药的缓峻及剂量。虚证一般宜缓图，少用峻补，免成药害。

正所谓"虚不受补""大虚有羸状"。有些人，没有掌握扶正的治疗技巧，自以为虚得越厉害，补药就要加得多，用的剂量大，效果才好，其实刚好相反，病人虚得太厉害，不一定能承受大剂量的补药，慢性病、虚弱病要慢慢的补。有人就会问了，那什么时候该峻补，什么时候该缓补呢？有的人，为了图效果快，慢性病、虚弱病也动不动就用人参养荣丸，黄芪用到一百多克，人参、当归、川芎用到几十克，这是不对的，虚不受补，反倒成了药害。什么叫药害？药没有达到治疗目的，反而形成伤害。那什么时候用峻补呢？在急症的时候，如心气暴脱、心阳暴脱的时候。心气暴脱，我们用独参汤；心阳暴脱，我们用参附汤。人参的剂量可以加大一些，大火猛煎，给病人马上服下。这种情况是不是可以称为大补呢？严格意义来讲，这也不是大补，而是特别紧急情况下的急救。另外还有崩漏，由于脾不统血，气不摄血引起的崩漏，病人很虚弱了，这个时候加大人参、黄芪的用量，补气以摄血而治崩漏。但是患者的血一旦止住，药物的剂量还是

197

要恢复到正常应用范围之内，缓缓补益，不然也会造成药害。说白了，病来得猛，来得快，我们就要用猛药；病来得慢，是慢性病，或者已经拖成慢性病了，我们就只用缓药缓图之。

慢性病就得缓图之，慢慢调补。人参用 10g，黄芪用 20 ～ 30g，当归、川芎、芍药都用 10g 就可以啦，慢慢地补起来，一天一个样。

如果没有搞清楚用药的缓峻及剂量，以及扶正的时机，那很有可能会浪费药材，适得其反。不要认为一个方子药量越大效果就越好，很多高明的医生就用常规剂量的药就治得好很多大病。

（2）祛邪　祛邪原则适用于实证或真实假虚证。一般多用于外感病初期、极盛期，或疾病过程中出现痰饮、水湿、瘀血等病理产物，而正气尚可耐受攻伐时。在运用时，应当辨清病邪性质、强弱、所在病位，进而采用相应的治法。同时，还应注意中病则止，以免用药太过而伤正。

比如，外感风寒表实证用麻黄汤，以发汗的方法来祛邪。这是在外感病的初期。

再如，在温病的极盛期，到了营分、血分证时，我们要清热解毒，用清营汤，当然还要辅以养阴，也是祛邪的一种。

疾病过程中出现的痰饮、水湿、瘀血等病理产物。对于痰饮我们用二陈汤、导痰汤、涤痰汤等。对于水湿，用五苓散、猪苓汤、苓桂术甘汤等。瘀血就用桃红四物汤、血府逐瘀汤、身痛逐瘀汤等。这是在正气尚可耐受攻伐时才可单独运用。在运用时，我们要辨清病邪的性质、强弱、部位。比如，我们辨出病邪的性质是瘀血，再判定瘀血的程度是一般还是中等，瘀血很厉害的话会形成肿瘤，比如血管瘤、子宫肌瘤等，如果瘀血的程度一般，发生的部位在胸部，我们就用血府逐瘀汤；如果瘀血在小腹部，我们就用少腹逐瘀汤；瘀血在胸胁以下，就用膈下逐瘀汤；瘀血在背部或腰部，就用身痛逐瘀汤；瘀血在头部，就用通窍活血汤。采用这种方法，要注意中病即止。比如外感风寒表实证用麻黄汤，可能服用一两剂后，外感就被治好了。这时，你还能再用麻黄汤吗？如果再用麻黄汤的话，那么发出来的汗就是体内正常的津液，耗伤了体内的津液和阳气，可能会出现伤正的情况。

2. 同时运用

扶正与祛邪同时使用，即攻补兼施，适用于虚实夹杂的病证。运用这一原则时，一是要注意分清扶正与祛邪主次关系；二是要尽可能做到扶正而不留邪，祛邪而不伤正。由于病证虚实有主次之分，因而扶正与祛邪治则在同时使用时亦有主次之别。

（1）扶正兼祛邪　即扶正为主，辅以祛邪。适用于以正虚为主的虚实夹杂证。

（2）祛邪兼扶正　即祛邪为主，辅以扶正。适用于以邪实为主的虚实夹杂证。

扶正与祛邪同时运用，是临床中应用最多的一种治则。因为大部分慢性病多多少少都是虚实夹杂证。而单纯扶正或者单纯祛邪，一般是在外感病初期或者极盛期，或者是出现痰湿、水饮、瘀血的初期。其实，只要出现了痰湿、水饮、瘀血就已经是虚实夹杂了。而外感病初期，患病时间比较短，要么用单独祛邪的方法解决了，要么就已经变生他证了。而极盛期呢，要么治好了，要么病危了，甚至去世了。因此，临床上单独使用扶正或单独使用祛邪的情况会少一些。而扶正和祛邪在临床中常同时使用，扶正和祛邪有主次之分，要做到祛邪不伤正，扶正不留邪这一原则，非常检验一个中医师的水平。我们平时看诊的慢性病病人，特别是癌症病人，一定是扶正与祛邪同时运用，需要把握好什么时候以扶正为主，什么时候以祛邪为主。具体的病案运用，以后讲内、外、妇、儿科或平时讲解病案时会具体讲到。在这里只是让大家熟悉一下，而两者之间的侧重需要长时间的临床体会，需要在临床中具体分析。

3. 先后运用

扶正与祛邪的先后运用，也适用于虚实夹杂证。主要是根据虚实的轻重缓急而变通使用。

（1）先扶正后祛邪　即先补后攻。适用于正虚为主，机体不能耐受攻伐者。此时兼顾祛邪反能更伤正气，故当先扶正以助正气，正气能耐受攻伐时再予以祛邪，可免"贼去城空"之虞。

（2）先祛邪后扶正　即先攻后补。适用于以下两种情况：一是邪盛为主，兼扶正反会助邪；二是正虚不甚，邪势方张，正气尚能耐攻者。此时先行祛邪，邪气速去则正亦易复，再补虚以收全功。

说白了，扶正祛邪的应用应知常达变，灵活运用，根据具体情况选择不同的用法。扶正祛邪的先后运用，在临床上，应用非常广泛。其实，扶正祛邪同时运用和先后运用可以相互参考，因为同时运用和先后运用，二者是有联系的。同时运用适用于大部分的慢性疾病，而先后运用，在癌症病人、一些复杂的病人当中也运用得比较广泛。但是对于晚期癌症病人来说，大部分是同时应用，先后运用的概率少一些。

四、调整阴阳

疾病的发生，就其本质而言，均是机体阴阳失去相对的平衡协调，而出现阴或阳的偏盛、偏衰的结果。调整阴阳，即是根据机体的阴阳失调状况，损其有余，补其不足，促使其恢复人体阴阳的相对平衡。正如《素问·至真要大论》说："谨察阴阳所在而调之，以平为期。"

关于调整阴阳，我们以前讲阴阳的时候已经讲过，并且还画了几个图，大家可以参考。

（一）损其有余

损其有余，即"实则泻之"，适用于人体阴阳失调中阴或阳偏盛的实证。损其有余，又分为泻其阳盛和损其阴盛两个方面。一个是阳盛实热证，一个是阴盛实寒证。

1. 泻其阳盛

假设，人体阴阳动态平衡状态是有 100 个阳，100 个阴。现在，阳超过了 100，假设达到 120，而阴还是 100，是正常的，这就出现了阳盛则热的实热证。我们的治疗就是用寒凉的药物去除这多余的 20 个阳，使其变成 100 个阳，从而和 100 个阴，达到一种相对平衡的状态。这种方法我们称为泻其阳盛。

泻其阳盛的药物有很多。比如，阳热在表的话，可以用发散风热的药物，如薄荷、牛蒡子、蝉蜕、桑叶、菊花，还可以用银翘散之类的方剂。如果阳热在里，可以用白虎汤，这是治疗阳热在气分的方剂。治疗阳热在里的药物有石膏、寒水石、栀子、黄芩、黄连、黄柏等。

如果在阳偏盛的同时，有阴不足的情况，比如阳是 120，而阴成了 80。也就是由于阳偏盛，导致阴气亏虚，阳盛则阴病，此时治疗的方法除了用泻实火外，还需要兼顾阴气不足，也就是要加用养阴药。特别是热病早期，往往以阳盛为主，我们治疗以清热泻火为主，慢慢就会伤阴，伤阴之后就要适当加一些养阴之品。

对于取穴来说也是同样的道理。比如肺经有热，可以在少商放血，以达到泻肺经实热的目的。十宣放血、大椎放血等，都可以泄热。但是在热病的后期，伤阴之后，还要加一些养阴的穴位，比如太溪、复溜、三阴交、太冲、行间。

2. 损其阴盛

对于"阴盛则寒"的实寒证，宜用温热药物以消解其偏盛之阴寒，此即"寒者热之"之意。若在阴偏盛的同时，由于"阴胜则阳病"，导致阳气不足，此时不宜单纯温散其寒，还须兼顾阳气不足，即在散寒的同时，配以扶阳之品，同样是祛邪为主兼以扶正之法。

同理，我们假设阴阳的动态平衡是 100 个阳和 100 个阴。而阴盛则寒的状况是 100 个阳，120 个阴。120 个阴对 100 个阳来说就多了，我们称之为实寒证。对于实寒证，就要用温热的药物把多出来的 20 个阴消除掉，即所谓"寒者热之"。如果寒在表的话，比如风寒表实证，用麻黄汤消除多余的 20 个阴寒，以期达到 100 个阳、100 个阴这一平衡状态，以达到治疗疾病的目的。

而由外寒引起的胃痛，也就是在胃这个地方，阴到了 120，而阳还是 100。这个时候我们用温热药物来消解其偏盛之阴寒，选用的代表方剂是良附丸，良就是高良姜，其方中的高良姜就可以祛除外寒。

阴盛则阳病，导致阳气不足。这时候就不宜单独使用温散其寒的药，还要兼顾阳气的不足。在散寒的同时，配以扶阳之品。常用的补阳的药物有鹿茸、紫河车、淫羊藿、巴戟天、仙茅、杜仲、续断、肉苁蓉、锁阳、补骨脂、益智仁、菟丝子、蛤蚧、核桃仁、冬虫夏草、胡芦巴、韭菜子、阳起石、紫石英、海狗肾、海马等。

（二）补其不足

补其不足，即"虚则补之"，适用于人体阴阳失调中阴或阳虚损不足的病证。阴虚或阳虚，既可根据阴阳相互制约原理的阴阳互制调补，又可根据阴阳互根互用原理的阴阳互济调补。阴阳两虚者则宜阴阳两补。

1. 阴阳互制之调补阴阳

对阴虚不足以制阳而致阳气相对偏亢的虚热证，治宜滋阴以抑阳，即唐朝王冰所谓"壮水之主，以制阳光"。这句话考试中常考。"壮水之主，以制阳光"，是指阴虚不足以制阳，而致阳气相对偏亢的虚热证，说白了就是阴虚证。假定阴阳的正常水平为100个阳，100个阴，而此时的状态是阴只有80，阳还是100，那么相对而言，阳比阴多20个，表现出来的肯定是阳性，也就是热性，所以会有发热的症状。但是，这个发热的症状不是由于阳多了而引起的实热，而是由于阴少了之后，阳相对于阴来说偏多，所产生的以阴虚为主要矛盾的虚热证。所以是因虚而热，称为虚热。《素问·阴阳应象大论》称之为"阳病治阴"，"阳病"指阴虚导致阳气相对偏亢，"治阴"即补阴之意。

对阳虚不足以制阴而致阴气相对偏盛的虚寒证，就是阳虚证。治宜扶阳以抑阴，即王冰所谓"益火之源，以消阴翳"。请注意，这句话考试也常考。而在《素问·阴阳应象大论》称之为"阴病治阳"，"阴病"指阳虚导致阴气相对偏盛，"治阳"即补阳之意。

这种阳虚或者阴虚是在阴阳互制的基础上。也就是阴虚，阳相对过亢，则阴虚火旺；阳虚，阴相对过盛，所出现的虚寒证。所以把他们归纳为阴阳互制的调补阴阳。

2. 阴阳互济之调补阴阳

对于阴阳偏衰的虚热证及虚寒证的治疗，明朝张介宾提出了阴中求阳与阳中求阴的治法，见于《景岳全书·新方八阵》，说："善补阳者，必于阴中求阳，则阳得阴助而生化无穷；善补阴者，必于阳中求阴，则阴得阳升而泉源不竭。"此即阴阳互济的方法。根据阴阳互根原理，补阳时适当佐以补阴药，谓之阴中求阳；补阴时适当佐以补阳药，谓之阳中求阴。阴阳互生互济，不但能增强疗效，同时亦能限制单纯补阳或补阴时药物的偏性及副作用。

比如肾阴虚衰而虚火上炎的虚热证，可用滋阴降火的知柏地黄丸，少佐些温热药性的药，如肉桂，以阳中求阴，将上炎之虚热引火以归其原。但肉桂剂量不要超过3g，一般是1～3g，后下或磨成粉吞服，如果肉桂的剂量太大，就没有引火归原的作用，反倒用于补阳或鼓舞气血生长了。

为了帮助大家理解阴中求阳、阳中求阴的问题，我们讲一下左归丸和右归丸这两个代表方剂。

左归丸组成为熟地、山药、枸杞、枣皮（山茱萸）、川牛膝、菟丝子、鹿角胶、龟甲胶，功效是滋阴补肾，填精益髓。它可以治疗真阴不足之腰膝酸软、头昏眼花、耳聋失眠、遗精滑精、自汗盗汗、口干舌燥，舌红少苔，脉细。

我们分析一下这个方剂：枣皮，养肝补肾，涩精敛汗；山药，补脾益阴，滋肾固精；枸杞子，补肾益精，养肝明目；菟丝子，平补阴阳，固肾涩精。菟丝子是平补阴阳的药，但在《中药学》教材里，把它归为补阳药。川牛膝，益肾补肝，强腰壮肾。说白了，就是肝肾两补，为佐药。由于所用的药纯补无泻，且配伍了少量补阳之品，以求阳中求阴，从而成为平补肾阴之方，填补真阴，纯壮水之剂，开滋补肾阴之又一法门。本方壮水之主，以培左肾之元阴，故称为左归丸。刚才我们讲过"壮水之主，以制阳光"，左归丸的组成就是实践了这一理论。

自从命门学说兴起之后，就认为左肾右命门，命门为阴阳水火之宅。那么有人会问，六味地黄丸也是补阴的经典名方，左归丸也是补阴的。二者在运用上有哪些区别呢？六味地黄丸中有熟地、枣皮和山药，这是补阴的；配伍了泽泻、丹皮和茯苓，寓泻于补，故补力比较平和，适用于肾阴虚没有那么严重，兼有内热之证，也就是内火比较明显，但阴虚又不那么严重。而左归丸就不同了，他是六味地黄丸去除了三泻，保留了三补，再加枸杞子、龟甲胶、鹿角胶、菟丝子、川牛膝，纯补无泻，故补力较峻，意在育阴以涵阳。所以它适用于真阴不足、精髓亏损证。比如，肾阴虚引起的脑鸣、耳鸣、不孕症，或腰酸痛如折，好像整个腰被掏空了，此时左归丸就优于六味地黄丸。

下面，我们看一下右归丸。组成为熟地、山药、枣皮、枸杞、鹿角胶、菟丝子、杜仲、当归、肉桂、制附子。功效温补肾阳，填精益髓。适用于肾阳不足、命门火衰证。方中附子、肉桂，辛热入肾，温壮元阳，补命门之火；鹿角胶，补肾温阳，益精养血。三个药相辅相成，以培补肾中之元阳，共同为君药。熟地、枣皮、枸杞、山药，皆为甘润滋补之品，可滋阴益肾，养肝补脾，填精补髓，与肉桂、附子、鹿角胶相伍，达到阴中求阳之功，为臣药。菟丝子、杜仲补肝肾、强腰膝；当归，养血活血，以助鹿角胶补养精血，以使精血互化，是为佐药。

右归丸的配伍特点是以补阳药物中配伍补阴之品，以收阴中求阳之功。所用诸药纯补无泻，而成益肾壮阳之剂。这个方剂的立法在于益火之源，以培右肾之元阳，故以右归丸名之。为什么叫右归丸，我们刚才提到左肾右命门，命门学说兴起之后，右肾为元阴、元阳、阴阳、水火之宅。而右归丸是肾气丸去掉三泻（牡丹皮、泽泻、茯苓），再加温肾益精之鹿角胶、菟丝子、杜仲、枸杞子、当归而成。由于它们皆为补药，纯补无泻，故益肾壮阳之力颇巨，为填精温阳之峻剂，用于精气俱亏、命门火衰之证。而肾气丸（金匮肾气丸）立意于少火生气，且补中寓泻，补力平和，适宜于肾中阳气不足而兼水湿痰饮内停之证。

3. 阴阳并补

对阴阳两虚则可采用阴阳并补之治法。但须分清主次而用，阳损及阴者，以阳虚为主，则应在补阳的基础上辅以滋阴之品；阴损及阳者，以阴虚为主，则应在滋阴的基础上辅以补阳之品。

应当指出，阴阳互济之调补和阴阳并补两法，虽然用药上都是滋阴、补阳并用，但主次分寸不同，且适应的证候有别。说白了，阴阳互济之调补阴阳的阴中求阳和阳中求阴，是以阳补阴或以阴补阳。而阴阳并补呢，是治疗阴阳两虚的状态。阴阳互济之调补阴阳所治之证并非阴阳两虚，很有可能是单纯的阴虚，加一点补阳药，以达到阳中求阴；或者是单纯的阳虚加以补阴药，以达到阴中求阳。而阴阳并补，并非在对方中求，而是一起补。

我们举几个阴阳并补的方子，比如地黄饮子、龟鹿二仙胶、七宝美髯丹。我们看地黄饮子，专门治疗阴阳两虚夹痰的喑痱证。喑痱，说白了就是不能说话，舌强不能言，足废不能用，口干不欲饮，足冷面赤，脉沉细弱，肾阴阳两虚夹痰。方中用到了熟地黄、巴戟天、枣皮、肉苁蓉、附子、五味子、石斛、茯苓、麦冬、远志、菖蒲。熟地、枣皮，补肾填精；肉苁蓉、巴戟天，温壮肾阳，这四味药合用，以治下元虚衰之本，共为君药。也就是说此方的君药有四个，因为它是阴阳两补嘛。附子、肉桂助阳益火，协助肉苁蓉、巴戟天暖其下元，补肾壮阳，并可摄纳浮阳。为什么能摄纳浮阳？因为肉桂能引火归原。石斛、麦冬滋阴益胃，补后天以养先天；五味子和山茱萸可固肾涩精，配伍肉桂，也能摄纳浮阳，纳气归肾。肉桂既能纳气平喘，又能引火归原。这五个药是臣药。石菖蒲、远志、茯苓化痰开窍，以治痰浊阻窍，以治其标，且与补肾之药相伍，又可以交通心肾，是为佐药。诸药配伍，使得下元得以补养，浮阳得以摄纳，水火相济，痰化窍开，则喑痱可愈。

龟鹿二仙胶由鹿角、龟板加人参、枸杞组成，滋阴填精，益气壮阳，阴阳两补，治疗真元虚损，精血不足之阴阳两虚证。症见腰膝酸软，形体瘦削，两目昏花，发脱齿摇，阳痿遗精，久不孕育。龟鹿二仙胶是我平时临床中治疗阴阳两虚型不孕的代表方剂。其实左归丸和右归丸合到一起使用，与龟鹿二仙胶有异曲同工之妙。

再看一下七宝美髯丹。治疗肝肾不足证，症见须发早白、脱发、牙齿松动、腰膝酸软、梦遗滑精、肾虚不育。不育是指男性。七宝美髯丹的组成有何首乌（何首乌分为赤首乌和白何首乌，方中是赤白何首乌都有）、茯苓（茯苓分为白茯苓和赤茯苓，方中是赤白茯苓都有）、牛膝、当归、枸杞子、补骨脂、菟丝子。但是，要做成七宝美髯丹，比较麻烦。补骨脂要用黑芝麻炒香。所以在考试中常有这么一个题目：七宝美髯丹里面有没有黑芝麻？答案是有。为什么？因为补骨脂就是和黑芝麻合在一起炒香的。而菟丝子呢，他要求得更厉害，要求用酒浸泡，还要让菟丝子发芽。当归是酒当归。枸杞子也要用酒枸杞子。而方中的赤白何首乌，还要九蒸九晒。赤茯苓和白茯苓，还要用人的乳汁浸泡。牛膝的用法更为奇特，用酒浸一日之后，还要同何首乌第七次蒸之，至第九次止，晒干。也就是说，何首乌在第七次蒸的时候，就把牛膝加进去，让牛膝和何首乌一起蒸两次。这就是李时珍《本草纲目》里面记载的七宝美髯丹的制法，相当复杂。不过如果真正按照这种方法制作出的七宝美髯丹，治疗肝肾不足证的须发早白、脱发，效果非常好。

4. 回阳救阴

此法适用于阴阳亡失者。亡阳者，当回阳以固脱；亡阴者，当救阴以固脱。由于亡阳与亡阴二者均为极危重证候，皆属气脱病机，故治疗时都要施以峻剂补气固脱，常用人参等药。这就回到了上面讲过的关于药物什么时候用大量，什么时候用小量，什么时候用常规剂量的问题。在急救的时候，作为峻剂，药物剂量要大。而久病体虚的，不适合用峻剂，只适合缓补，否则将会出现虚不受补的情况。正所谓"大虚有羸状"。

生脉饮，《医学起源》里面最初叫生脉散，由人参、麦冬、五味子做成散剂的，但是在急救的时候要熬成汤剂。现在，又把它做成生脉饮口服液。

此外，对于阴阳格拒所致寒热真假病证的治疗，则以反治治之。阳盛格阴所致的真热假寒证，其本质是实热证，治宜清泄阳热，即寒因寒用；阴盛格阳所致的真寒假热证，本质是寒盛阳虚，治宜温阳散寒，即热因热用。

总之，运用阴阳学说指导治疗原则的确定，其最终目的在于选择有针对性的调整阴阳之措施，以使阴阳失调的异常情况复归于协调平衡的正常状态。说白了就是调节阴阳，按照平时讲课所说的假设阴有100、阳有100是阴阳的一种正常平衡的话，那么，只要不是这种正常的平衡，就都是不正常的阴阳。那么我们在治疗过程中，就是要想办法把他变成阳是100、阴也是100的状态。无论是用中药还是针灸，包括我们以后要学习的所有课程，都是为了达到这样的一种平衡。

五、调理精气血津液

精气血津液是脏腑经络功能活动的物质基础，生理上各有不同功用，彼此之间又相互为用。因此，病理上就有精气血津液各自的失调及互用关系失调。而调理精气血津液则是针对以上失调而设的治疗原则。

（一）调精

1. 补精

适用于肾精或水谷之精不足的精虚证。肾精亏虚主要表现为生长发育迟缓，生殖功能低下或不孕不育，及气血神生化不足等，可以用填精补髓之法治之。水谷之精不足，主要表现面黄无华、肌肉瘦削、头昏目眩、疲倦乏力等虚弱状态，当以食补并辅以健脾。说白了这个补精分两个方面：一个先天之精，一个后天之精，先天之精补肾精，后天之精补脾，比如先天之精不足的用左归丸补阴，阳中求阴，因为精属阴。钱乙《小儿药证直诀》创六味地黄丸治疗小孩发育迟缓（五迟类），其实也是补精。非动物补精药的代表是熟地黄，所以六味地黄丸的君药就是熟地黄，而左归丸里面也有大量的熟地，加了血肉有情之品龟板胶、鹿角胶，加强其补精作用。而治疗水谷之精也就是后天之精不足，主要以健脾胃为主，比如参苓白术散、炒五仙、炒三仙，能健脾胃益气血，健脾胃并不是直接补精，而是通过健脾胃的方法，使水谷精微变成精气血津液，后天之精可以补先天之精，因为脾胃乃后天之本，气血生化之源，所以水谷之精主要在脾胃，先天之精主要在肝肾，因为乙癸同源，肝肾同源。

2. 固精

适用于生殖之精或水谷之精大量丢失的失精证。生殖之精大量丢失，出现滑精、遗精、早泄，甚至精泄不止的症状，病机多为肾气不固，故治当补益肾气以摄精，比如来源于《金匮要略》的肾气丸（又叫金匮肾气丸）。水谷之精大量丢失，表现为长期蛋白尿或乳糜尿（蛋白尿是西医的说法，我们叫尿浊，本科规划教材这么写可能是为了大家好理解），并兼有少气乏力、精力不支、面黄无华、肌肉瘦削、失眠健忘等，治当补脾气以摄精（就是归脾汤证，归脾汤可以治疗脾气虚弱不能统血、不能摄精）；如果是中气下陷引起的尿浊，可以用补中益气汤，也是以脾胃论治。

3. 疏精

适用于精瘀证（既然有血瘀，也就有精瘀）。精瘀见于阴器脉络阻塞，以致败精、浊精郁结，难以排出；或肝失疏泄，气机郁滞而致的男子不排精之候，常伴有精道疼痛、睾丸小腹重坠、精索小核硬结如串珠，以及腰痛、头晕等症状，治当疏精，通络散结。如果是阴器脉络阻塞所引起的，可用少腹逐瘀汤加减治疗；肝失疏泄引起的，可用柴胡疏肝散，但是肝失疏泄已经形成了精索小核硬结如串珠的，还要加橘核丸和少腹逐瘀汤。通过望、闻、问、切四诊合参之后看是痰瘀为主，还是血瘀为主。精瘀证往往会在舌象上出现痰瘀或血瘀的征象，所以才会用这个"橘核丸。"如果挟有肝寒，可以用天台乌药散、暖肝煎等。某些西医认为的精索静脉曲张就属于这个证候，某些由于情志不舒引起的男性不育症，也属于这个证候，如果纯粹因为肝郁不舒引起的不育症，《医门推敲·贰》不育症里面有一个方子叫"逍遥

209

五子散"，可治疗肾虚肝郁型之不育。但是肝郁又引起了精道阻塞、睾丸小腹坠重，精道不通的话，除了逍遥丸或者柴胡疏肝散外，还要加橘核丸或者少腹逐瘀汤辨证加减。

（二）调气

1. 补气

适用于气虚证。由于一身之气的生成源于肾所藏先天之精化生的先天之气（即元气）、脾胃化生水谷之气，以及由肺吸入的自然界清气。因此，补气多补益肺、脾、肾三脏。又由于卫气、营气、宗气及元气的充盛与否，多与脾胃后天化生水谷之气有关，故尤为重视对脾气的补益。所以有千古名方补中益气汤是补脾气的经典。

2. 调理气机

适用于气机失调的病证。气机失调的病机主要有气滞、气逆、气陷、气闭、气脱等。治疗时气滞者宜行气，气逆者宜降气，气陷者宜补气升气，气闭者宜顺气开窍通闭，气脱者则宜益气固脱。

调理气机时，还须顺应脏腑气机的升降规律，如脾气主升，肝气疏泄升发，常宜畅其升发之性；胃气主通降，肺气主肃降，多宜顺其下降之性。打个比方，如果脾气不升，有可能会出现头昏耳鸣，那么，脾气不升引起的头昏耳鸣就可以用补中益气汤；如果是肝气升发太过出现气机上逆（肝阳上亢），就用镇肝息风汤或者天麻钩藤饮等。如果胃气不降反升，就会出现打嗝、反酸、呕吐等，这个时候要降胃气，用旋覆代赭汤、丁香柿蒂散降胃气。肺主肃降，如果是肺气不降反升就会引起咳嗽、哮喘，用苏子降气汤、三子养亲汤等。那么对于气机失调的气滞证，气滞大多属于肝气郁滞，柴胡疏肝散就是代表方，气陷（中气下陷）引起的脏器下垂，比如胃下垂、子宫脱垂、直肠脱垂（脱肛），也可以用补中益气汤或者张锡纯的升陷汤。而关于气闭证，在这里简单说一下，如果气闭证导致的某些昏迷，比如情志波动、怒则气上、逆气上冲导致清窍蒙蔽、闭塞不通，这个时候要降逆理气，散结开闭，可以选用八味肾气散，当然中风也会引起气闭，其实是一种肝阳上亢，肝气上逆发展到严重阶段出现的气闭，严重的我们要急救，用至宝丹、安宫牛黄丸之类的，如果没有那么严重的用镇肝息风汤来镇肝，用至宝丹、安宫牛黄丸来开窍。但有些气闭在肠道，比如大便秘结，可以用六磨汤、五磨饮子等。还有一种气闭闭在小便，气闭引起的癃闭，出现小便点滴而出、排尿困难，甚至根本没有小便等，那么这种情况有不同的原因，就用不同的方药，如果由于肺气闭引起的小便点滴而出可以用清肺饮，如果是气机不降引起的小便癃闭可以用沉香散，另外还有通关散、瓜蒂散等。有些尿毒症透析的患者可以参照本节辨证论治。还有一种气闭闭到了官窍，比如说气闭引起的耳聋耳鸣，甚至脑鸣等，如果是由于肝胆实火上炎所引起的，我们用龙胆泻肝汤；如果是由痰热引起的蒙蔽清窍，可以用清气化痰丸加减治疗。至于气脱，急救可以用独参汤，一味人参就可以了。

（三）调血

1. 补血

适用于血虚证。由于血虚证主要见于肝、心两脏，故补血法主要用于肝血虚证和心血虚证。又因血的生成与脾胃、肾等脏腑功能密切相关，因此补血时应注意同时调治相关脏腑。其中又因"脾胃为后天之本，气血生化之源"，故尤为重视对脾胃的补养。血虚证补血的基本方是四物汤，大部分补血的方药是在四物汤基础上加减化裁而成，那么在补血的方剂里面，最常用的有四物汤、当归补血汤、归脾汤，最常用的补血药有当归、熟地、川芎、芍药、阿胶等，都是直接补血的。如果间接补血就得健脾胃，比如香砂六君丸、异功散、五仙散、炒三仙等，那就太多了。何为间接补血呢？就是健其脾胃，脾胃乃气血生化之源，脾胃好，气血生化有源，自然就能生血。

2. 调理血运

血运失常的病变主要有血瘀、出血等，而血寒是血瘀的主要病机；血热、气虚、瘀血是出血的主要病机。当然血热也会导致血瘀，血热气血旺行导致出血，气虚气不摄血导致出血，瘀血导致血不归经的出血等。治疗时，血瘀者宜活血化瘀，因血寒而瘀者宜温经散寒行血；比如少腹逐瘀汤里面的小茴香、干姜能够祛寒，可以治疗血寒引起的瘀血，另外还可以用温阳药配合化瘀药，效果更好。如果是由气滞引起的血瘀就行气化瘀，气滞很多都是肝郁气滞，柴胡疏肝散为代表方，行气用到的行气化瘀药有香附、陈皮，在行气的基础上再加一些化瘀之品，行气化瘀；其实气虚也能导致血瘀，比如代表方补阳还五汤就是大剂量补气的药再辅以活血化瘀的药。

出血者宜止血，且须据出血的病机而施以清热、补气、活血等法。比如出血证，有个方药叫十灰散，无论各种原因引起的出血都可以用来止血，但是我们中医讲究治病求本，如果出血证是血热引起的，就得凉血止血；由气虚引起的出血，就补气摄血，用归脾汤；由瘀血引起的出血，那就得活血化瘀，用将军斩关汤来治疗由瘀血引起的崩漏，《医门推敲·壹》有个方子叫化瘀止崩汤，就是用来治疗瘀血引起的崩漏。

（四）调津液

1. 滋养津液

适用于津液不足而致的肺燥、胃燥、肠燥等证。调治方法，一是摄入足量的水液，二是用滋阴润燥的药物。若为实热伤津者，治宜清热生津。比如肺燥，可以用清燥救肺汤；胃燥用益胃汤养阴；肠燥用增液汤生津。如果是实热伤津者，治宜清热生津，比如胃燥属于气分热盛伤津的，可以用白虎汤清热生津，知母生津，石膏清热，在白虎汤基础上还可以加一些养阴之品，比如白虎汤合益胃汤。

2. 祛除水湿痰饮

适用于水湿痰饮证。其中，湿盛者宜祛湿、化湿或利湿；水肿或水臌者，宜利水消肿；痰饮为患者，宜化痰逐饮。水液代谢障碍多责之于肺、脾、肾、肝，故水湿痰饮的调治，从脏腑而言，多从肺、脾、肾、肝入手。关于水湿痰饮之前讲得太多了，已经将水湿痰饮的各种情况和代表方药讲得清清楚楚，所以在这里就不啰嗦了。

（五）调理精气血津液的关系

1. 调理气与血的关系

由于气血之间有着互根互用的关系，故病理上常相互影响，而有气病及血或血病及气的病变，结果是气血同病，故需调理两者的关系。

气虚生血不足，而致血虚者，宜补气为主，辅以补血，用当归补血汤，大剂量的黄芪加少量的当归，或气血双补，用八珍汤；气虚行血无力而致血瘀者，宜补气为主，辅以活血化瘀，用补阳还五汤；气滞致血瘀者，行气为主，辅以活血化瘀，用柴胡疏肝散疏肝理气，合复元活血汤活血化瘀；气虚不能摄血者，补气为主，辅以收涩或温经止血，用归脾汤。

血虚不足以养气，可致气虚，宜补血为主，辅以益气；但气随血脱者，因"有形之血不能速生，无形之气所当急固"（清·程国彭《医学心悟》），故应先益气固脱以止血，待病势缓和后再进补血之品。气随血脱的情况可以用独参汤，赶快补气再说，然后再用当归养血汤。

2. 调理气与津液的关系

气与津液生理上同样存在互用的关系，故病理上也常相互影响，因而治疗上就要调理两者关系的失常。

气虚而致津液化生不足者，宜补气生津；气不行津而成水湿痰饮者，宜补气、行气以行津；气不摄精而致体内津液丢失者，宜补气以摄精。津停而致气阻者，在治水湿痰饮的同时，应辅以行气导滞；气随津脱者，宜补气以固脱，辅以补津。气与津液的关系和气与血的关系基本上是一致的，治疗手段也一致，只是将补血的药换成养阴生津的药就够了。

3. 调理气与精的关系

生理上，气能疏利精行，精与气又可互相化生。病理上，气滞可致精阻而排出障碍，治宜疏利精气；精亏不化气可致气虚，气虚不化精可致精亏，治宜补气填精并用。关于补气填精并用，主要针对的脏腑是肾，是里面的肾精、肾气，在方药里面，多同时针对气和精处方的，比如金匮肾气丸里有大量熟地黄益精，里面还有肉桂和附子，桂和附是温性的，可以温化大量肾精之后蒸腾变成气，而精气互化，所以说我们有时候就在想，金匮肾气丸叫"肾气"丸怎么没有补气的药呢？它的气来源于哪里呢？来源于精所化生，而精正是大剂量熟地黄补肾填精，然后用桂附蒸腾精之气化使之成为肾气的！

4. 调理精血津液的关系

"精血同源"，故血虚者在补血的同时，也可填精补髓；精亏者在填精补髓的同时，也可补血。"津血同源"，病理上常有的津血同病而见津血亏少或津枯血燥，治当补血养津或养血润燥。"精血同源"最典型的例子是熟地黄这味药，它能够补肾填精，在四物汤里面还能够协助芍药、当归补血，正好验证了"精血同源"。而这个无人问津的"津血同源"呢？津是指水液，和血同源，比如津亏便秘用增液汤（生地、麦冬、玄参），血虚便秘用麻子仁丸，里面的麻子仁、当归都可以通便。按照"津血同源"理论，实际上我们在增液汤基础上加当归，在麻子仁丸的基础上加生地、麦冬效果会更好，因为津和血可以互生；还可以举个养血润燥的例子，比如当归饮子本来是治疗血虚生燥的皮肤病，因为当归饮子有四物汤养血以润燥，为什么养血能润燥，因为"津血同源"，补血可以养津，养津可以润燥。

六、三因制宜

三因制宜，是因时制宜、因地制宜、因人制宜的统称，是指临床治病要根据时令、地域、病人等具体情况，制定适宜的治疗方法。

"人以天地之气生，四时之法成"（《素问·宝命全形论》），人是自然界的产物，自然界天地阴阳之气的运动变化与人体是息息相通的，因此人的生理活动、病理变化必然受时令气候节律、地域环境等因素的影响。另外，患者的性别、年龄、体质等个体差异，也与疾病的发生、发展与转归有着密切的联系。因此，在治疗疾病时，就必须对这些具体因素进行全面分析，区别对待，从而制订出适宜的治疗方法。三因制宜强调治疗疾病时不可孤立地看待病证，必须综合考虑时、地、人的特性和差异等诸多因素对疾病的影响。因此，三因制宜也是治疗疾病所必须遵循的一个基本原则。

（一）因时制宜

根据时令气候节律特点，来制订适宜的治疗原则，称为"因时制宜"。"时"一是指自然界的时令气候特点，二是指年、月、日的时间变化规律。《灵枢·岁露论》说："人与天地相参也，与日月相应也。"年月季节、昼夜晨昏等时间因素既可影响自然界不同的气候特点和物候特点，同时对人体的生理活动与病理变化也带来一定影响，因此就要注意在不同的天时气候及时间节律条件下的治疗宜忌。说明一下治疗宜忌中的"宜忌"不是指算命当中的今天宜什么，今天忌什么，而是根据人的生理活动与病理变化，与不同的天时气候及时间节律的来选择适宜的治疗方法。

以季节而言，由于季节间的气候变化幅度大，故对人的生理病理影响很大。如夏季炎热，机体当此阳盛之时，腠理疏松开泄，易于汗出，即使感受风寒而致病，辛温发散之品亦不宜过用，以免伤津耗气或助热生变。也就是说夏天感受风寒和秋冬季感受风寒的治疗法则是有差异的，因为秋冬季毛孔腠理和夏季毛孔腠理的开阖程度不一样，所以秋冬季感受风寒实证时用麻黄汤来发汗，当然夏季也有"麻黄"，叫香薷，但是和麻黄来比就很不一样，香薷更适合在夏季运用，所以它被称为"夏月麻黄"，这也是根据季节对人的生理影响选用不同的药物。至于寒冬时节，人体阴盛而阳气内敛，腠理致密，同是感受风寒，则辛温发表之剂用之无碍；但此时若病热证，则当慎用寒凉之品，以防损伤阳气。也就是说我们在冬季得了热病，使用寒凉药物应该中病即止，以免损伤阳气，即如《素问·六元正纪大论》所说："用寒远寒，用凉远凉，用温远温，用热远热，食宜同法。"即用寒凉方药及食物时，当避其气候之寒凉；用温热方药及食物时，当避其气候之温热。此外，暑邪有明显的季节性，且多夹湿，故暑天治病，必须注意清暑化湿；燥邪致病，多在秋季，故在秋季治病，应注意滋养濡润，慎用苦燥之剂等。

以月令而言，《素问·八正神明论》说："月始生，则血气始精，卫气始行；月郭满，则血气实，肌肉坚；月郭空，则肌肉减，经络虚，卫气虚，形独居。"并据此而提出"月生无泻，月满无补，月郭空无治，是谓得时而调之"的治疗原则。提示治疗疾病时须考虑每月的月相盈亏变化规律，这在针灸及妇科月经病治疗中较为常用。如果按照这个规律用针灸去治疗妇科月经病就可以加强疗效！

以昼夜而言，日夜阴阳之气消长不同，人亦应之。因而某些病证，如阴虚的午后潮热、湿温的身热不扬而午后加重、脾肾阳虚之五更泄泻等也具有日夜的时相特征，亦当考虑在不同的时间实施治疗。针灸的"子午流注针法"，即是根据不同时辰而有取经与取穴的相对特异性，是择时治疗的最好体现。"子午流注针法"我早年间运用过很多次，效果确实比普通针法好一些。

（二）因地制宜

根据不同的地域环境特点，来制订适宜的治疗原则，称为"因地制宜"。不同的地域，地势有高下，气候有寒热湿燥、水土性质各异。因而，在不同地域长期生活的人就具有不同的体质差异，加之其生活与工作环境、生活习惯与方式各不相同，使其生理活动与病理变化亦不尽相同，因地制宜就是考虑这些差异而实施治疗。如我国东南一带，滨海傍水，地势低洼，气候温暖潮湿，人们腠理较疏松，阳气容易外泄，易感外邪而致感冒，一般以外感风热者居多，故治疗常用桑叶、菊花、薄荷一类辛凉解表之剂。即使外感风寒，也少用麻黄、桂枝等温性较大的解表药，而多用荆芥、防风等轻清之辛温解表药，且药物剂量宜轻。我国西北高原地区，气候寒冷，干燥少雨，人们腠理致密，玄府闭塞，阳气内敛，固感邪则以风寒居多，治疗多以麻黄、桂枝之类辛温解表为治，且药物剂量也较重。另外，有一些疾病的发生与不同地域的地质、水土状况密切相关，如瘿瘤（地方性甲状腺肿）、骨节风（大骨节病）等地方性疾病，在治疗时就必须针对疾病发生的地域特点实施适宜的治疗方法。有些地方容易得结石那么它具有明显的地域特征，之前讲课我也有讲过，比如说西藏地势比较高，所以那边的人脸蛋都是红的，这又称为高原红，其实这就是地域环境引起的人体质差异。

（三）因人制宜

根据病人的年龄、性别、体质等不同制订适宜的治疗原则，称为"因人制宜"。不同患者有其个体差异，如年龄、性别、体质等因素，常常影响着疾病的发生和发展变化，甚至决定疾病的预后转归。因此，中医在临证治病时，非常注重病人年龄、性别、体质差异对疾病的影响，根据由这些因素导致的病理特点，制定出最适宜病情的治法和方药。如清·徐大椿《医学源流论》指出："天下有同此一病，而治此则效，治彼则不效，且不惟无效，而及有大害者，何也？则以病同人异也。"

1. 年龄

年龄不同，则生理功能、病理反应各异，治宜区别对待。如小儿生机旺盛，但脏腑娇嫩，气血未充，发病则易寒易热、易虚易实，病情变化较快。因而，治疗小儿疾病，药量宜轻，疗程宜短，忌用峻剂。青壮年则气血旺盛，脏腑充实，病发则由邪正相争剧烈而多表现为实证，治疗可侧重攻邪泻实，药量亦可稍重。而老年人生机减退，气血日衰，脏腑功能衰减，病多表现为虚证，或虚中夹实。因而多用补虚之法，或攻补兼施，用药量应比青壮年少，中病即止。

2. 性别

男女性别不同，各有其生理、病理特点，治疗用药亦当有别。妇女生理上以血为本，以肝为先天，病理上有经、带、胎、产诸疾及乳房、胞宫之病。月经期、妊娠期用药时当慎用或禁用峻下、破血、重坠、开窍、滑利、走窜及有毒药物；带下以祛湿为主；产后诸疾则应考虑是否有恶露不尽或气血亏虚，从而采用适宜的治法。男子生理上则以精气为主，以肾为先天，病理上精气易亏而有精室疾患及性功能障碍等特有病证，如阳痿、阳强、早泄、遗精、滑精以及精液异常等，宜在调肾基础上结合具体病机而治。

3. 体质

因先天禀赋与后天生活环境的不同，个体体质也存在着强壮羸弱、阴阳寒热偏颇等多方面的差异。体质特性与病证性质及变化是密切相关的，一方面表现为体质对病邪的易感性，即不同体质的人所容易感受的致病因素或易发的疾病各不相同，如瘦人多火，所以易患一些阴虚类的病，比如肺阴虚引起的咳嗽，胃阴虚引起的饥不欲食，肾阴虚引起的腰酸早泄耳鸣等；胖人多痰湿，易患西医所说的脂肪瘤，妇女容易带下，男子容易中风，不管男女都容易出现西医所说的脂肪肝、高血脂等。另一方面表现为即使感受同一种病邪，由于体质的差异，机体的反应性不同，病证也会产生寒热虚实之别或"从化"的倾向。正如《医宗金鉴》所说："人感受邪气虽一，因其形藏不同，或从寒化，或从热化，或从虚化，或从实化，故多端不齐也。"因此，虽患同一疾病，体质不同，治法方药也应有区别：如偏阳盛或阴虚之体，当慎用温热之剂；偏阴盛或阳虚之体，则当慎用寒凉之品；体质强者，病证多实，故攻伐之药量可稍重；体质弱者，病证多虚，其体不耐攻伐，故治疗宜补为主，若虚实夹杂，则攻伐药量宜轻。所有这些在临证中尤当重视。其他如患者的职业、工作条件等也与某些疾病的发生有关，在诊治时也应该注意。

三因制宜原则体现了中医治疗的整体观念及辨证论治在应用中的原则性与灵活性，只有全面考虑疾病与天时气候、地域环境、患者个体因素等的关系，制定出具有针对性的个体化治疗方法，才能收到显著效果。三因治宜比较浅显易懂，所以就没有太深入、发散。

中医基础理论讲到这里就讲完了。只要大家认真学习中医基础理论，接下来学习中医诊断学、中药学、方剂学、中医内外妇儿就会简单很多！正所谓中医入门难，但成为高手简单！西医入门简单，但是没什么高手。整个中医是在天人合一、道法自然、辨证论治等诸多因素协同之下建立的。中医基础理论不打牢，以后的课程就像空中楼阁，中医诊断学中，将会用到大量中医基础理论；学中药的四气五味归经，也与中医基础理论息息相关；学方药的君臣佐使，也蕴含着中医基础理论。至于中医的内外妇儿、针灸，如果没有中医基础理论为基础，不可能成为高手，顶多掌握几个偏方，看几个自以为是的病而已！想成为高手，想真真正正地成为中医，入中医的门，中医基础理论必须掌握扎实。这也是为什么中医基础理论我讲了两年半将近三年才讲完！因为讲得非常详细，已经涉及中诊、中药、方剂、内外妇儿、针灸，甚至男科、皮肤科。我将之后课程需要用到的理论知识全部讲给大家，就是要大家明白中医基础理论是多么的重要！